MANUEL

DE

THÉRAPEUTIQUE GYNÉCOLOGIQUE

V

ÉLECTRICITÉ

MANUEL

DE

THÉRAPEUTIQUE GYNÉCOLOGIQUE

Publié sous la direction de

M. Le Dr A. AUVARD

Accoucheur des hôpitaux

Premier volume
Indications thérapeutiques, par le Dr AUVARD.

Deuxième volume
Thérapeutique générale et Hygiène, par le Dr CAUBET.

Troisième volume
Médication locale, par le D^r DE KERVILLY.

Quatrième volume
Opérations, par le Dr BERLIN.

Cinquième volume
Électricité, par le Dr TOUVENAINT.

Sixième volume
Massage, par le D^r D'HOTMAN DE VILLIERS.

Septième volume
Hydrothérapie et Eaux minérales, par le Dr OZENNE.

Chaque ouvrage se vend séparément.
La collection complète est réunie dans un élégant carton.

MANUEL

DE

THÉRAPEUTIQUE GYNÉCOLOGIQUE

TOME V

ÉLECTRICITÉ

PAR LE DR TOUVENAINT

Lauréat de l'Académie de médecine
Membre de la Société Obstétricale et Gynécologique de Paris.

AVEC 24 FIGURES DANS LE TEXTE

PARIS

RUEFF ET Cie, ÉDITEURS

106, BOULEVARD SAINT-GERMAIN, 106

1894

DE L'ÉLECTRICITÉ

EN GYNÉCOLOGIE

PREMIÈRE PARTIE

CHAPITRE PREMIER

DE L'ÉLECTRICITÉ EN GÉNÉRAL

L'électricité, comme la chaleur, comme la lumière, constitue un agent physique d'une importance extrême, par les merveilleux effets qu'il permet de produire, comme par les applications sans cesse nouvelles qu'on en peut faire à l'art de guérir.

Encore inconnue dans sa nature intime, l'électricité se révèle à nous sous trois formes et sous trois conditions distinctes :

1° Tantôt elle réside à la surface des corps, faisant un effort continuel pour s'en échapper, mais retenue par la pression de l'air; elle est alors à l'état de repos et porte, pour cette raison, le nom d'*électricité statique* ou *électricité de tension*. Son mode de production le plus habituel est le frottement; elle se manifeste par des attractions ou des étincelles.

2° Tantôt elle parcourt les corps sous forme de courant continu et avec une extrême rapidité; elle ne possède alors qu'une faible tension, mais elle est douée, à l'égard des corps qu'elle traverse, d'une puissance d'action qui lui a valu le nom d'*électricité dynamique*. On l'appelle encore *électricité galvanique* ou *voltaïque*, du nom des physiciens célèbres qui l'ont obtenue pour la première fois. Cette seconde forme d'électricité a pour cause ordinaire l'action chimique. Elle se reconnaît et se mesure par la déviation qu'elle imprime à une aiguille aimantée, lorsque, celle-ci étant en équilibre sous l'action magnétique du globe, elle vient à passer au-dessus ou au-dessous d'elle et parallèlement à sa direction.

3° Tantôt enfin, elle se manifeste par des courants *instantanés*, qui ne font que paraître et disparaître, qui cessent aussitôt qu'ils se développent, qui changent continuellement de direction, et qui ne peuvent avoir d'existence durable qu'à la condition d'une interruption permanente dans la cause qui les a fait naître. On a donné à ces courants le nom de *courants d'induction*, ce qui veut dire courants d'influence, parce qu'en effet ils se développent sous l'influence des courants ordinaires, mais à la condition que ceux-ci naissent ou s'éteignent, augmentent ou diminuent d'intensité.

En gynécologie, l'on emploie l'électricité sous ces trois formes : électrisation statique, électrisation dynamique ou voltaïque, et induction. Quelque grandes que soient les différences que l'on puisse constater dans les phénomènes physiologiques de ces trois modes d'électrisation, l'origine est la même; tout dépend des qualités du fluide électrique. Que l'électricité soit produite par une machine à frottement, ou par une pile, ou par un appareil dynamo ou magnéto-électrique, l'électricité est toujours une et reste la même dans son essence.

Étudions donc successivement les trois modes d'électrisation que nous pouvons utiliser.

Électricité statique. — L'électricité statique, la seule connue jusqu'à la fin du siècle dernier, est aujourd'hui celle que la médecine, et la gynécologie en particulier, utilise le moins. Néanmoins, comme on y a recours dans quelques affections sur lesquelles nous reviendrons plus loin, il nous faut donner un exposé des phénomènes qui s'y rattachent.

Toute action mécanique exercée sur un corps (frottement, ébranlement moléculaire, pres-

sion, chaleur) détermine un mouvement des
molécules, d'où résulte la mise en liberté d'une
certaine quantité d'électricité. Si le corps est
mauvais conducteur de l'électricité (verre, résine, soie, caoutchouc, celluloïde, etc.), l'électricité ainsi mise en liberté s'accumule à sa
surface et fait un effort continuel pour s'en
échapper (tension), mais elle y est retenue par
la pression de l'air. Si, au contraire, le corps est
bon conducteur (métaux, matières qui composent le sol), il transmet presque instantanément
dans tous les points de la matière dont il est
formé les propriétés électriques, qu'on leur a
communiquées en un seul point. Si un tel corps
n'est pas isolé, le fluide s'écoule immédiatement dans le sol. Aussi, pour conserver l'électricité, faut-il isoler le conducteur du sol, au
moyen de corps mauvais conducteurs qu'on
appelle isolants.

L'électricité statique ou de tension se manifeste à nous par des phénomènes d'attraction
et de répulsion.

Quand on frotte deux corps, comme le verre et la résine, par exemple, tous les deux s'électrisent, mais d'une façon différente, puisque le verre attire le corps touché par la résine et que la résine attire le corps touché par le verre. Il y a donc deux états de l'électricité, mais il n'y en a que deux. On dit que deux corps chargés de la même électricité se repoussent, et que deux corps chargés d'électricités différentes s'attirent.

L'usage a établi qu'on appelle *positive* l'électricité développée sur le verre frotté avec la résine, et *négative* l'électricité acquise en même temps par la résine. Les signes + et — représentent ces deux états de l'électricité.

Les phénomènes d'attraction et de répulsion sont dus à la différence de potentiel des deux corps mis en expérience, le *potentiel* d'un corps étant la provision de force qui y est accumulée. Tout corps qui aura un potentiel supérieur à celui d'un autre agira naturellement sur ce corps par le supplément d'énergie qu'il se trouve posséder.

Électricité dynamique ou voltaïque. — Ce deuxième mode d'électricité est obtenu par l'action chimique; c'est à Galvani que l'on doit sa découverte. Nous ne rappellerons pas ici sa fameuse expérience sur les contractions éprouvées par une grenouille récemment écorchée, lorsqu'on réunit par un arc métallique les nerfs lombaires et les muscles cruraux; nous ne rappellerons pas davantage la brillante discussion qui s'établit entre lui et Volta sur la manière d'interpréter les phénomènes observés, mais nous devons dire quelques mots du merveilleux appareil que Volta imagina en 1800 et qui porte son nom.

Pile de Volta. — Si l'on plonge dans un vase rempli d'eau acidulée par l'acide sulfurique une lame de zinc et une lame de cuivre, l'observation montre qu'au moment où l'action chimique s'exerce, un courant dynamique se produit entre le métal et le liquide, et si on réunit l'un et l'autre par un fil extérieur en métal, il est facile de reconnaître que ce fil est traversé par deux

courants de sens inverse, l'un positif partant
du liquide, l'autre négatif partant du zinc : c'est
ce qu'on appelle une pile. Ce double courant
existe d'ailleurs dans toutes les piles, de quel-
que manière qu'elles soient formées ; mais,
pour plus de précision, on a coutume de faire
abstraction du fluide négatif et de considérer
comme sens du courant le sens du mouvement
qui appartient à l'électricité positive.

Il est toujours facile de connaître le sens du
courant dans une pile quelconque. L'observation montre, en effet, que lorsque deux métaux
plongent simultanément dans une solution
acide, c'est toujours le métal le plus attaqué
qui est le siège de l'électricité négative ; d'où
cette conséquence que, dans le fil conducteur, le
courant va toujours du métal qui est le moins
attaqué vers celui qui l'est le plus.

On désigne sous le nom de *pôles de la pile* les
points extrêmes vers lesquels affluent les deux
électricités contraires, et on nomme *réophores*
les fils métalliques, ordinairement entourés de

soie ou de caoutchouc, que l'on attache aux deux pôles de la pile pour conduire l'électricité aux points où elle doit être appliquée. Les extrémités de ces deux fils s'appellent *électrodes*.

L'électricité dynamique possède de grands avantages sur l'électricité statique. Au lieu d'un agent d'un maniement incommode comme cette dernière, se dissipant dans l'air avec une désespérante facilité, on trouve dans la pile une source continue d'électricité, aisée à produire et à préserver de la déperdition.

Induction. — Le troisième mode d'électrisation est l'induction. Les courants d'induction ou courants induits sont ceux qui se développent dans des conducteurs métalliques sous l'influence des courants électriques ou des aimants. C'est Faraday qui le premier, en 1832, a fait connaître cette classe importante de phénomènes : aussi donne-t-on aux courants d'induction le nom de *courants faradiques*. On les distingue en *volta-faradiques* et *magnéto-faradiques*, suivant que l'induction est produite par des courants ou par des aimants.

La propriété essentielle et caractéristique des courants d'induction est leur peu de durée : ils ne font que paraître et disparaître. Pour qu'ils prennent naissance dans un fil induit, il faut que le courant inducteur présente l'une des trois conditions suivantes : 1° qu'il commence ou qu'il finisse ; 2° qu'il s'approche ou qu'il s'éloigne ; 3° qu'il augmente ou diminue d'intensité.

Pour avoir des courants d'induction continus, il faut que le circuit du courant inducteur soit constamment interrompu, et à chaque interruption de ce courant inducteur correspondent deux courants induits de sens inverse. Cette circonstance présente au point de vue physiologique des avantages précieux, en produisant, par elle-même et par le seul fait du renversement continuel des pôles, une secousse plus ou moins vive que la thérapeutique sait utiliser et dont elle peut tirer un parti utile.

On utilise beaucoup les courants induits en gynécologie. On emploie des bobines avec des fils de différentes grosseurs, et il est nécessaire que tout médecin connaisse bien les rapports qui existent entre la forme et les dimensions des fils des bobines et l'intensité du courant.

La force du courant dépend de la longueur et de la grosseur des fils :

Avec un *fil gros et court*, on aura un grand débit d'électricité et par conséquent un *courant de quantité;*

Avec un *fil long et fin*, on aura un *courant de tension.*

Or les courants de quantité agissent énergiquement sur les muscles et leur contractilité, tandis que les courants de tension agissent mieux sur les nerfs et la sensibilité.

Courants sinusoïdaux. — Depuis deux ans environ, grâce aux travaux de M. d'Arsonval, l'électrothérapie s'est enrichie d'une nouvelle application des courants induits : nous voulons parler des courants sinusoïdaux.

Ceux-ci participent des courants induits par leur tension, mais ils ont sur eux l'avantage de produire successivement des courants tantôt positifs, tantôt négatifs, allant de zéro au maximum de leur intensité progressivement, sans produire de solution de continuité et sans donner de secousse.

De plus, leur action physiologique est tout à fait différente. Comme nous le mentionnerons plus loin en parlant de leurs applications à la gynécologie, ces appareils sont essentiellement magnéto-électriques, du moins jusqu'à présent.

CHAPITRE II

DES UNITES ÉLECTRIQUES

Les unités électriques n'ont pas été arbitrairement choisies : elles sont telles qu'en faisant intervenir les coefficients ordinaires de la mécanique, on puisse, quand l'électricité se transforme en chaleur et en mouvement, les convertir en chiffres.

Mesure de l'énergie électrique. — L'électricité étant un véritable médicament, le médecin doit être à même de la doser aussi facilement qu'une substance ordinairement employée en thérapeutique, et pour cela on se sert des unités électriques qui ont été admises par le Congrès des électriciens en 1881.

Le dosage de l'électricité est surtout nécessaire dans l'emploi des courants galvaniques et se fait à l'aide d'instruments et de diverses méthodes.

Outre la tension, la quantité, il faut pouvoir mesurer l'intensité, la résistance, la capacité et ce qu'on appelle le potentiel.

L'*intensité* sert à exprimer la quantité d'électricité qui traverse un conducteur, sans tenir compte de la notion du temps; elle est la même dans tous les points du conducteur.

La *résistance* est l'énergie passive opposée par les corps traversés par l'électricité au passage du courant.

Le *potentiel* d'un corps est, comme nous l'avons déjà dit, la provision de force accumulée dans ce corps. Dans une pile, le potentiel se manifeste aux pôles, et l'énergie de la pile dépend justement du plus ou moins de différence de potentiel qui existe entre les deux pôles.

On appelle *force électro-motrice* la force qui lutte contre le retour à l'état d'équilibre élec trique des corps électrisés. C'est cette force qui produit la différence de potentiel et qui engendre le courant.

Elle dépend : 1° de la nature de l'action exercée sur les corps mis en présence ou de leur affinité, lorsqu'il s'agit d'action chimique ; 2° de la nature de ces corps.

Étant connues ces quelques définitions un peu arides, mais indispensables à savoir, abordons maintenant l'étude des unités électriques.

Ampère. — L'unité d'intensité ou ampère est l'intensité d'un courant circulant dans un élément de circuit de un centimètre de longueur et exerçant une action de une dyne sur l'unité de pôle magnétique placé à l'unité de distance de cet élément de courant.

Une *dyne* est l'unité de force, c'est-à-dire une force constante qui, agissant sur le gramme-masse pendant une seconde, lui donne au bout de ce temps une vitesse initiale de un centimètre par seconde.

On peut encore dire qu'un courant électrique

a un ampère d'intensité lorsqu'il débite un coulomb par seconde.

Le *milliampère*, unité employée en médecine, est la millième partie de l'ampère.

Coulomb. — L'unité de quantité électrique ou coulomb est la quantité d'électricité débitée en une seconde par un courant d'un ampère. Elle est représentée par un courant de un volt passant dans un ohm pendant une seconde.

On peut dire que le coulomb est le produit de l'intensité par le temps.

Ohm. — L'ohm est l'unité de résistance. Sa valeur est égale à la résistance que présente au passage de l'électricité une colonne de mercure de un millimètre carré de section et de un mètre de longueur à 0°.

Volt. — L'unité de force électro-motrice se nomme volt. Le volt représente la force électro-motrice nécessaire pour faire passer dans un circuit de résistance totale égale à un ohm, en une seconde, une quantité d'électricité égale à un coulomb.

En résumé, les *unités électriques pratiques* sont :

Pour l'*intensité* : l'ampère.

Pour la *quantité* : le coulomb.

Pour la *résistance* : le ohm.

Pour la *force électro-motrice* : le volt.

CHAPITRE III

MATÉRIEL ET APPAREILS ÉLECTRIQUES

Comme nous l'avons déjà dit, trois modes d'électrisation peuvent être employés en gynécologie ; il existe donc pour ces trois sortes d'application électrothérapique trois catégories d'appareils, qui sont :

1º Les machines électro-statiques ;

2º Les appareils à courants constants et continus ;

3º Les appareils d'induction.

Chaque catégorie comprend un certain nombre d'appareils. Voulant rester ici sur le terrain exclusivement pratique et donner au praticien qui ne fait pas de l'électrothérapie sa spécialité le moyen d'employer néanmoins l'électricité dans sa pratique gynécologique, nous nous contenterons de décrire, à propos de chaque mode d'électrisation, un seul appareil.

Nous sommes d'ailleurs d'avis qu'en gynécologie l'électricité peut rendre de grands services; mais il ne faut pas vouloir en faire l'unique moyen thérapeutique des affections des organes génitaux féminins, comme le voudraient les électrothérapeutes qui préconisent son emploi dans tous les cas, sous une forme différente bien entendu.

Non, la pratique et l'expérimentation nous ont permis de nous en rendre compte; ce serait une erreur de croire qu'on peut, à l'aide de l'électricité, guérir ou même améliorer toutes les affections gynécologiques sans distinction. Il en est qui sont justiciables de ce mode de traitement, il en est d'autres pour lesquelles l'électricité se montre sans effet. C'est d'ailleurs ce que nous démontrerons dans la partie clinique de ce livre en classant les maladies de l'utérus et des annexes en deux groupes : celles où l'électricité ne donne que des résultats médiocres ou nuls, celles où elle donne de bons résultats.

C'est ainsi, par exemple, que dans l'endométrite et la métrite cervicale le traitement véritablement rationnel est le traitement chirurgical, et le curetage suivi de l'amputation du col guérira cette double affection, que l'électricité serait impuissante à améliorer.

Donc ce que nous disions tout à l'heure pour le praticien s'applique également bien au gynécologue ; comme il ne doit considérer l'électricité que comme un adjuvant, comme une médication ayant ses indications bien nettes, il n'a pas besoin d'un matériel électrique bien compliqué : il lui suffit de posséder trois bons appareils. Ce sont ces trois appareils dont nous allons maintenant donner la description, en indiquant au fur et à mesure les accessoires nécessaires.

Si nous recommandons ces appareils plutôt

que d'autres, c'est que nous les croyons les plus simples, les plus stables et les plus commodes à manier et à recharger, avantage très appréciable pour le médecin éloigné d'un grand centre. Ce sont ceux qu'après bien des essais nous avons choisis pour notre pratique personnelle et qui nous ont donné pleine et entière satisfaction à tous égards; c'est pourquoi nous ne craignons pas d'entrer dans une description très détaillée, pour bien en faire comprendre le mécanisme et le fonctionnement.

1° Appareil électrostatique.

Bien que l'électricité statique (encore appelée électricité franklinienne) soit la moins usitée en gynécologie, il est néanmoins indispensable de posséder un appareil permettant de faire de la franklinisation. Nous n'avons pas ici à entrer dans la théorie des machines statiques: elles sont toutes basées sur le même principe, puisque la source de l'électricité franklinienne est le frottement.

Le véritable appareil électrostatique est la machine Carré. Mais nous la trouvons d'un volume trop encombrant pour le cabinet, et nous lui préférons la machine Wimshurst. C'est d'elle que nous allons nous occuper.

Machine de Wimshurst. — Cette machine se compose de deux plateaux tournant en sens inverse, isolés l'un de l'autre et portant collés sur leur surface de petits secteurs métalliques $a\,b$, placés suivant des rayons et sur lesquels viennent frotter de petits balais.

Ces balais sont fixés deux à deux au bout de deux tiges métalliques S, R, communiquant entre elles et avec le sol; chaque paire de balais frotte sur un plateau différent.

Les tiges qui les portent doivent faire entre elles un angle d'environ 90°.

La machine ainsi constituée fonctionne, et l'électricité qu'elle produit s'échappe dans l'air. Pour la recueillir, on ajoute à la machine deux collecteurs, dont une partie en forme d'U, em-

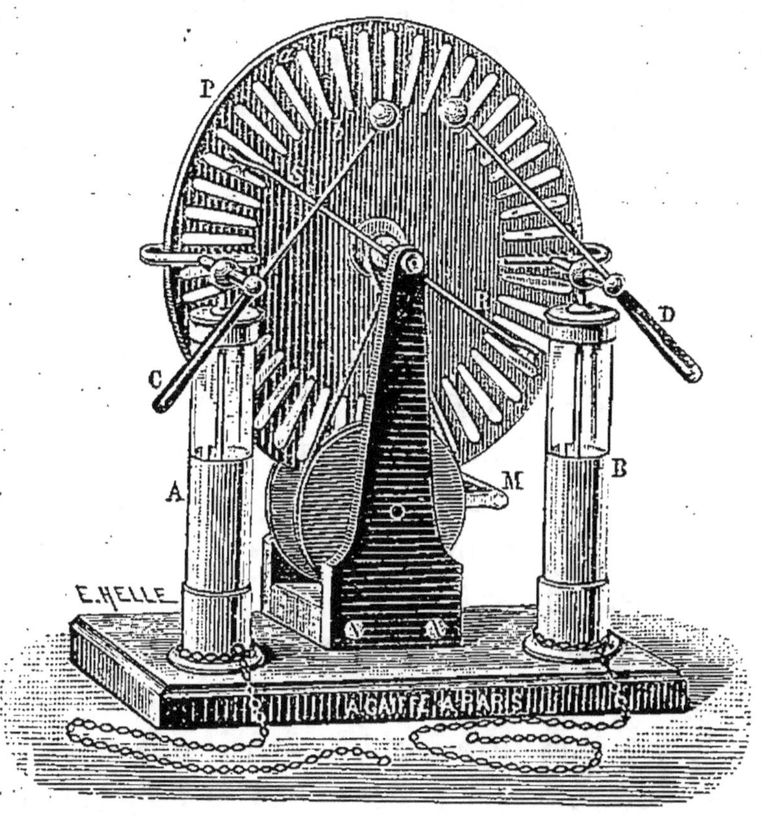

Fig. 1. — Machine de Wimshurst.

brasse les deux plateaux aux extrémités d'un
même diamètre.

La machine s'amorce seule ; le frottement des balais sur les secteurs produit une petite quantité d'électricité qui va croissant au fur et à mesure de la rotation des plateaux, dont les secteurs métalliques s'influencent réciproquement.

La machine est très fidèle, et avec un peu de soin, et pourvu que l'air de la pièce où elle est située soit bien sec, on peut la faire fonctionner par tous les temps.

Machine de Wimshurst modifiée par G. Gaiffe. — Fondée sur le même principe que la précédente, cette machine en diffère par la dimension de ses collecteurs.

Une augmentation de surface des collecteurs était nécessaire pour recueillir toute l'électricité produite, surtout au point de vue des applications médicales, dans lesquelles on ne peut employer les condensateurs, dont la décharge est trop brusque et surtout oscillante et alternative.

Une machine à cylindre avec plateaux en

ébonite de 0ᵐ,46 de diamètre produit autant

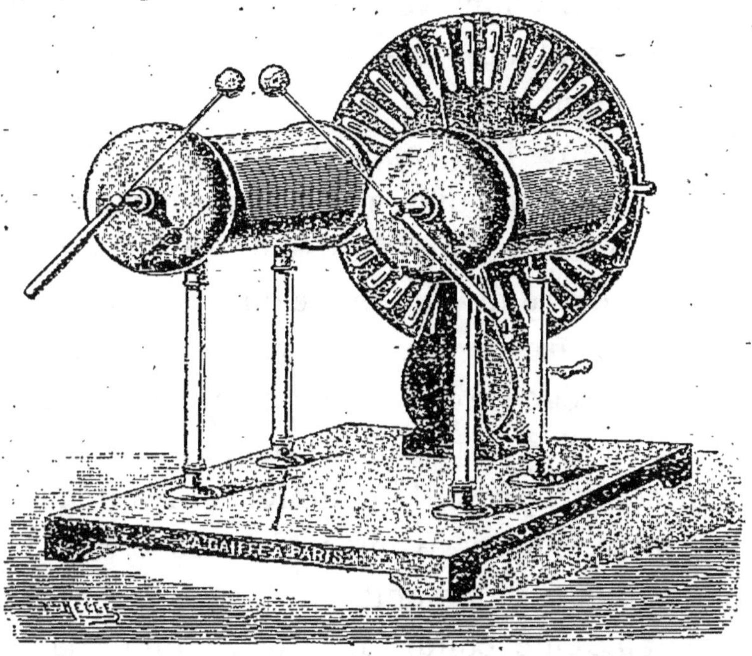

FIG. 2. — Machine de Wimshurst modifiée par G. Gaiffe.

qu'une machine ordinaire sans condensateurs ayant des plateaux de 0ᵐ,60.

2° Appareil à courants constants et continus.

Un appareil à courants constants et continus

consiste dans la réunion et le groupement raisonné d'un nombre déterminé d'éléments auxquels sont adjoints divers accessoires d'un emploi fréquent.

Il est dans tout appareil d'électrothérapie deux points capitaux : c'est, d'une part, la gradation simple et facile du courant, et, d'autre part, la mesure de l'intensité du courant.

La première de ces conditions est satisfaite par la présence d'un système collecteur; c'est pour ainsi dire la partie la plus importante, car le collecteur présente l'immense avantage de faire entrer successivement dans le circuit un par un tous les éléments.

La deuxième condition est remplie par le galvanomètre, véritable balance qui pèse l'électricité comme une balance pèse un médicament. Le galvanomètre doit être d'une construction irréprochable, car un mauvais instrument peut tromper le médecin et par suite lui faire commettre des erreurs.

Le meilleur galvanomètre est le galvano-

mètre apériodique de Gaiffe. Dans ce galvanomètre, les causes d'erreurs qui existent dans
les galvanomètres ordinaires disparaissent complètement; on ne voit point avec lui l'aiguille
osciller pendant un temps relativement long
avant de se fixer définitivement, inconvénient
très désagréable que présentent tous les autres
appareils analogues.

Le galvanomètre apériodique de Gaiffe est
une modification du galvanomètre à cadre mobile de MM. Desprez et d'Arsonval. Il se compose essentiellement d'un aimant en fer à che-
val M, entre les branches duquel peut se mouvoir
une bobine de fil de cuivre B, mobile autour
d'un axe parallèle à l'aimant. Une masse de fer
doux F, faisant partie de la bobine, dirige celle-
ci, sous l'action de l'aimant M, dans une position fixe, zéro de l'appareil, lorsque aucun courant ne circule.

Si on lance un courant à travers B, la réaction
de l'aimant M sur ce courant fait tourner la
bobine autour de son axe, entraînant en même

temps le fer doux F. Mais ce dernier réagit, et à un moment déterminé sa réaction devient égale à l'action de l'aimant sur le courant et la bobine se fixe dans une nouvelle position. La déviation angulaire de la bobine, étant toujours la même pour une intensité de courant la parcourant, pourra servir de mesure à ce courant.

L'avantage de ce dispositif est de mettre l'instrument à l'abri des petites variations de magnétisme qui se produisent toujours dans un aimant, puisque c'est ce magnétisme qui sert à la fois à faire dévier la bobine R et à attirer le fer doux F.

Comme les déviations sont très petites, un système amplificateur les transmet très amplifiées à l'aiguille A. Ce système consiste en une fourchette T agissant par l'intermédiaire de deux fils de soie préparés spécialement sur une poulie fixée sur l'axe de l'aiguille A.

Toutes les parties de cet appareil étant soigneusement équilibrées, il peut servir horizontalement ou verticalement. Il est très stable et de plus rapide dans ses indications, la lecture pouvant se faire en moins de trois secondes.

La graduation du galvanomètre est plus ou

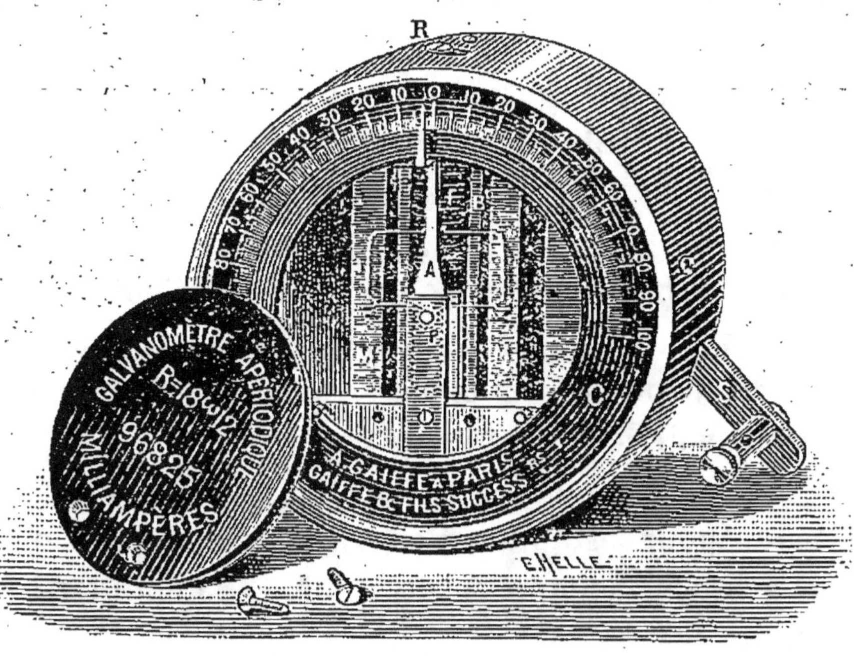

Fig. 3. — Galvanomètre apériodique.

moins étendue, suivant l'intensité dont l'on a besoin. Nous utilisons rarement en gynécologie une intensité supérieure à 150 milliampères. On peut donc se contenter d'un galvanomètre gradué jusqu'à ce chiffre seulement.

Ce même fait de ne pas dépasser 150 milliampères fait que l'on n'a pas besoin d'un très grand nombre d'éléments.

Aussi, pour toutes ces raisons, l'appareil à courants constants et continus dont nous nous servons est l'appareil à grande surface de Rebeyrotte.

Cet appareil est peu encombrant, tient peu de place et est construit de telle façon que le médecin puisse remplacer les zincs lui-même sans avoir recours au constructeur.

Il peut donner une intensité plus que suffisante pour les applications gynécologiques, car on obtient facilement 200 et même 250 milliampères.

De plus, en raison de la grande surface des charbons, il peut fonctionner pendant un an sans être rechargé, à raison de une heure de service environ par jour.

Nous allons donner une description détaillée

de cet appareil pour en bien faire comprendre la simplicité, et nous indiquerons ensuite de quelle manière on peut le charger, lorsque le besoin s'en fera sentir. Car, à notre avis, il est indispensable que le médecin puisse, sans recourir au fabricant, parer et remédier aux mille petits accidents qui peuvent survenir et empêcher le parfait fonctionnement de l'appareil.

Tout l'appareil est renfermé dans une boîte qui présente comme dimensions une hauteur de 30 cent., une largeur de 26 cent. et une longueur de 39 cent.

En soulevant le couvercle de la boîte, mobile autour de deux charnières, on aperçoit le dessus de l'appareil, sur lequel on remarque à gauche dans le coin le galvanomètre A, à droite le collecteur ou commutateur de 0 à 24 éléments C; au centre se trouve un petit volant B et sur le devant les deux bornes p et p' et un renverseur du courant o.

Ces différentes pièces, qui constituent le dessus de l'appareil, sont supportées sur une planchette à la face inférieure de laquelle sont fixés les vingt-quatre charbons et les vingt-quatre zincs. Ces charbons et ces zincs affectent la disposition suivante : les zincs sont de petits cylindres placés au centre des charbons, qui ont la forme de parallélipipèdes.

Le centre de la planchette est percé d'un trou par où passe une tige métallique à l'extrémité de laquelle est vissé le volant. Cette tige métallique aboutit au centre d'un casier qui repose sur le fond de la grande boîte, lequel casier loge vingt-quatre bocaux carrés placés les uns à côté des autres. Chaque bocal en verre porte un trait saillant dont nous dirons plus loin la signification.

Telle est la nomenclature complète de l'appareil. C'est ainsi qu'il se présente lorsqu'il est livré par le fabricant. Voyons maintenant comment il convient de le garnir pour qu'il soit prêt à fonctionner, et nous examinerons ensuite de quelle façon il faut procéder pour la pratique de l'électrisation dans le cabinet.

L'appareil étant tel que nous l'avons décrit,
il faut commencer par remplir les vingt-quatre
bocaux d'un liquide convenable, c'est-à-dire du

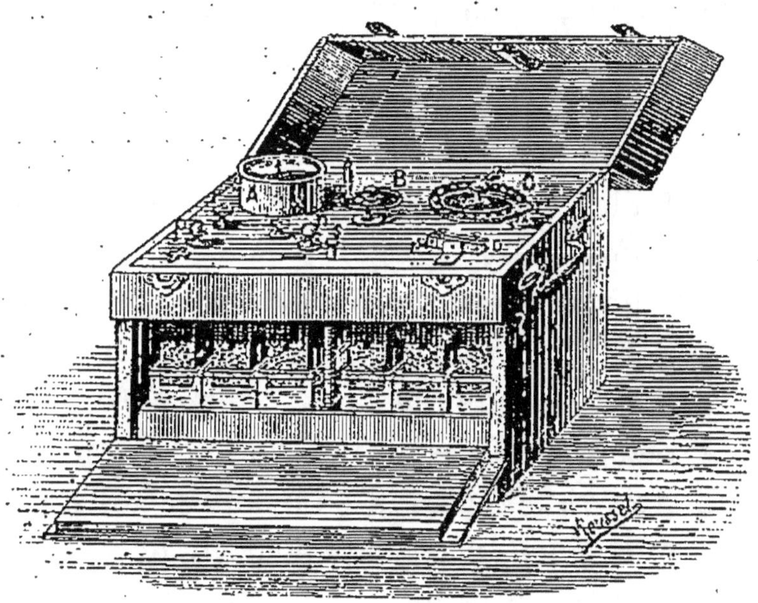

FIG. 4. — Appareil à courants continus de Rebeyrotte.

liquide au bisulfate de mercure à triple effet.

Pour préparer la solution réglementaire, il
faut mettre dans trois litres d'eau un kilo-
gramme de bisulfate de mercure et remuer

3

jusqu'à dissolution parfaite. On verse ensuite lentement dans cette première solution, et en ayant soin de bien remuer tout le temps qu'on verse, deux kilogrammes d'acide sulfurique. Lorsque le mélange est bien intime, on ajoute encore et toujours très lentement deux litres d'eau. On met alors cette solution définitive en bouteilles, que l'on peut boucher sans inconvénient une heure après.

Ce liquide peut se conserver fort longtemps et c'est là un avantage considérable, car chaque fois qu'il en manque dans les bocaux, il suffit de recourir à la solution que l'on a préparée une fois pour toutes et en quantité suffisante.

Donc, pour charger l'appareil, on procédera de la façon suivante : Le couvercle de la boîte étant ouvert, on dévisse le bouton central qui surmonte le volant, on retire ce dernier et on saisit la planchette par les deux boutons extrêmes r et r' ; on la soulève, et on la pose doucement à côté de l'appareil et bien à plat, pour éviter de casser les charbons.

On saisit ensuite la tige centrale pour sortir le casier qui contient les bocaux carrés; on prend chaque bocal l'un après l'autre et on y verse du liquide jusqu'à ce que le petit flotteur de liège qui se trouve dans chacun d'eux arrive au niveau du trait saillant marqué sur le verre.

On remet alors les bocaux dans le casier, en ayant bien soin de les essuyer extérieurement pour éviter des pertes de courant. On replace ensuite le casier au fond de la boîte, toujours en le saisissant par la tige centrale; on adapte la planchette de telle sorte que cette tige entre bien directement dans le trou qu'elle porte en son milieu, et on la fait descendre tout doucement pour éviter les heurts. On remet le volant en place et on visse le bouton qui doit le fixer.

L'appareil est ainsi chargé et prêt à fonctionner. Supposons maintenant qu'on veuille s'en servir : comment doit-on procéder?

Il faut d'abord bien s'assurer que la manette du collecteur se trouve exactement au zéro; on visse ensuite le bouton qui se trouve sur le côté du galvanomètre, pour que l'aiguille se trouve libre sur son axe (cette précaution devient inutile si l'on possède un galvanomètre apériodique de Gaiffe). On tourne le galvanomètre pour que l'aiguille arrive au centre du cadran, c'est-à-dire au zéro. On fixe une extrémité de chaque cordon dans une des bornes, l'une positive, marquée du signe +, l'autre négative, marquée du signe —; le renverseur étant placé dans sa situation normale, sans le ramener en arrière, le fil de la borne + est bien le pôle positif, celui de la borne — le pôle négatif.

La mise en marche devient alors des plus simples : il suffit de tourner le petit volant pour que le casier monte et que par suite les charbons et les zincs se trouvent en contact avec le liquide contenu dans les bocaux.

Au fur et à mesure que l'on tourne le volant, on voit sortir de la planchette une petite tige graduée qui indique de combien les éléments trempent dans le liquide. En principe il suffit que l'on aperçoive le n° 1 de cette échelle pour que tous les éléments trempent dans le liquide.

Cette échelle présente encore un autre avantage, et celui-là est considérable : tant qu'elle est sortie de la planchette, il est impossible de fermer le couvercle de la boîte, et, pour y arriver, il est absolument indispensable de commencer par tourner le volant pour faire descendre le casier ; la tige-échelle rentre alors dans la boîte, suivant la descente du casier, et dès lors il devient possible de fermer le casier.

Or, tant que le casier n'est pas redescendu, les éléments baignent dans le liquide et par suite s'usent ; au contraire, dès que le casier a regagné sa place normale, c'est-à-dire le fond de la boîte, les éléments cessent d'être en contact avec le liquide. Aussi la tige-échelle sert-elle à attirer l'attention de ce côté : du moment qu'il est impossible de fermer le couvercle, c'est que les charbons et les zincs ne sont pas au sec.

C'est, par suite d'un oubli de cette nature, que les éléments s'usent considérablement, d'autant plus qu'on laissera plus longtemps la boîte ouverte. De là, ce principe qu'il ne faut jamais oublier : c'est qu'après toute électrisation il faut fermer le couvercle de la boîte.

Pour faire une application de courant continu avec l'appareil à grande surface que nous venons de décrire, il existe plusieurs procédés, suivant que l'on veut électriser le vagin, le col ou le corps de l'utérus. Il faut recourir à l'emploi de plaques abdominales et d'électrodes hystéromètres, excitateurs, sondes, etc. Nous n'en parlerons pas pour le moment, nous réservant de décrire tous ces accessoires dans la seconde partie, au fur et à mesure que, dans l'exposé de l'application des courants galvaniques, nous aurons à indiquer le manuel opératoire propre à chaque cas pathologique.

Nous dirons simplement quelques mots de l'électrode cutanée, qui reste toujours la même, quel que soit l'excitateur dont on se sert. Pendant longtemps on a fait exclusivement usage d'une électrode cutanée en terre glaise. Apostoli, qui en a fait une application spéciale à la gynécologie, prétend qu'elle diminue considéra-blement la résistance de la peau et permet d'arriver aux plus hautes intensités sans faire souffrir les femmes.

Le médecin peut confectionner lui-même cette électrode. Voici les indications que Brivois donne à ce sujet : La terre glaise doit être aussi plastique que possible, exempte de sable. Elle doit être très molle pour être très gluante et se mouler exactement sur le ventre de façon à imprégner tous les pores de la peau. Quand on ne s'en sert pas, il faut la recouvrir de taffetas gommé ou de toile cirée; il faut toujours l'humecter un peu avant de l'employer et apprécier au doigt son degré de mollesse. Elle doit avoir une épaisseur uniforme et convenable.

Pour fabriquer le gâteau de terre glaise, il suffit d'avoir un cadre en bois ou en fer, rectangulaire, d'un côté de un centimètre et demi de hauteur; on applique dessus un morceau de tarlatane à grandes mailles, préalablement mouillée; on tasse ensuite la terre, suffisamment ramollie, et avec une spatule on l'égalise, on la remue, jusqu'à ce qu'elle remplisse convenablement le cadre. On rabat les coins de la tarlatane qui débordent et on l'enlève du cadre mouleur, qui doit avoir 30 centimètres sur 18.

On applique à la partie supérieure de la terre une large plaque métallique soudée au rhéophore, et on l'enfonce modérément pour bien assurer le contact.

Cette électrode en terre glaise offre un grand inconvénient, c'est qu'elle est toujours sale et par suite souille plus ou moins la malade. Aussi préférons-nous beaucoup nous servir d'une large plaque métallique recouverte d'amadou et d'une peau de chamois que l'on mouille au moment de l'application : une telle plaque est propre, n'augmente pas la résistance et donne des résultats très satisfaisants. Aussi, pour notre part, en faisons-nous exclusivement usage.

3° Appareils d'induction.

Tous les appareils d'induction sont établis sur le même principe. La pile est faible, de un ou deux éléments. Avec une pile quelconque, on peut actionner son appareil faradique avec deux, trois ou quatre éléments de cette pile.

Il existe un grand nombre d'appareils faradiques. Celui dont nous nous servons et que nous recommandons aux praticiens comme le plus commode, est l'appareil de Chardin, qui est très portatif, puisqu'il réunit dans le même appareil une pile qui fontionne instantanément et un courant inducteur et induit.

Appareil de Chardin. — Cet appareil à charriot, qui est portatif, se compose essentiellement : 1° d'une pile spéciale au bichromate de potasse ; 2° d'une bobine inductrice armée de son trembleur ou interrupteur automatique ; 3° de deux bobines induites, l'une à fil fin, l'autre à fil plus gros ; 4° enfin, d'accessoires, qui sont d'abord deux rhéophores, permettant de réunir les excitateurs à l'appareil, puis deux tampons en charbon de cornue, enfin un pinceau métallique utilisé comme révulsif.

Nous allons passer en revue chacune des parties de l'appareil.

Pile. — La pile est en porcelaine émaillée, divisée en deux compartiments : l'un contenant le charbon ou pôle positif de l'élément, l'autre étanche, contenant le zinc au repos.

Le compartiment du liquide est obturé par un bouchon de caoutchouc sur lequel, à l'état ordinaire, vient appuyer le couvercle de la boîte, afin d'éviter tout accident dans le transport.

Pour mettre la pile en marche, il suffit d'introduire le zinc dans le trou du liquide; c'est-à-dire de le faire pénétrer dans le compartiment contenant le liquide et le charbon; le fonctionnement est instantané.

La mise au repos de la pile, obtenue par la manœuvre inverse, est, on le comprend, des plus simples.

Cet élément constitue un ensemble des plus pratiques, grâce auquel on obtient aisément des résultats certains et rapides.

La quantité de liquide contenu dans le flacon (125 grammes) permet un fonctionnement de quatre heures environ, ce qui met l'opérateur à l'abri de toute surprise, s'il se rappelle le moment où il a changé le liquide.

Chez le médecin qui utilise sa pile comme moyen de diagnostic ou qui, comme le gynécologue, emploie plusieurs fois par jour son courant pendant quelques instants seulement, cette quantité de liquide représente une durée de plusieurs semaines sans aucune préoccupation de renouvellement ou d'entretien.

Les faces du vase en porcelaine émaillée sont utilisées d'une façon fort intelligente pour les parties les plus intéressantes de l'instruction, concernant la composition du liquide, la contenance du récipient, la mise en fonction et l'entretien de la pile. C'est un moyen pratique d'éviter l'encombrement de formules ou d'instructions qu'on égare facilement ou qu'on ne retrouve plus au moment où l'on a besoin de les consulter.

Enfin la pile possède extérieurement un guide qui correspond à une entaille de la boîte et qui oblige l'opérateur à la placer toujours dans la situation qui lui est assignée.

Si, dès le début, le médecin suit exactement l'instruction, il évitera même de transporter son appareil sans avoir préalablement bouché l'orifice du liquide et sera ainsi à l'abri de tout ennui. Une place spéciale est en effet réservée au bouchon de caoutchouc qui obture l'orifice du liquide, alors que l'on débouche cet orifice pour mettre le zinc dans le trou du liquide, et dans cette situation la fermeture de la boîte est rendue impossible. L'opérateur est donc ainsi rappelé à l'ordre, si, préoccupé par son application, il oubliait cette importante précaution.

Appareil. — L'appareil proprement dit comprend, ainsi que nous l'avons dit plus haut : 1º une bobine inductrice et un trembleur ou

interrupteur automatique Q. Elle est faite d'un
faisceau de fer doux s'épanouissant à l'une des
extrémités et agissant sur un autre morceau de

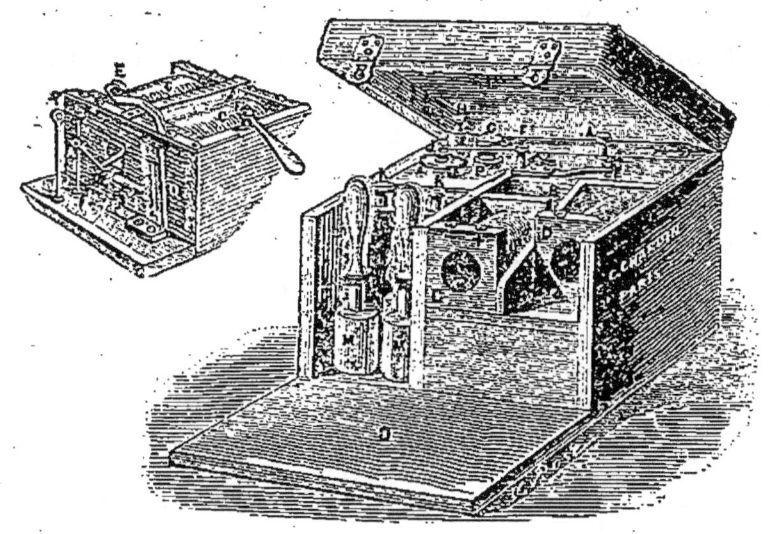

FIG. 5. — Appareil de Chardin.

fer doux, vertical, porté à sa partie inférieure
par une goupille qui lui sert d'axe.

En face de ce trembleur se présente une
pointe de platine P montée sur un bras mobile au
moyen d'un petit levier. Cette pointe, qui peut
décrire ainsi un certain arc de cercle, par rap-

port à la verticale représentée par le trembleur, se présente donc en un point quelconque de celui-ci pour le rapprocher ou l'éloigner du faisceau aimanté auquel il doit obéir.

On comprend dès lors que le trembleur, pris ainsi entre deux points fixes (le faisceau aimanté qui ne varie pas et la pointe de platine qui reste fixe dans la situation choisie), on comprend, disons-nous, que le trembleur oscille plus ou moins vite entre ces deux points suivant leur situation réciproque.

L'oscillation du trembleur est automatique par la raison qu'aussitôt que la pile est mise en relation avec l'appareil, aussitôt qu'un courant se manifeste dans la bobine parcourant le fil enroulé sur cette bobine pour produire dans son faisceau central une aimantation, le trembleur est vivement attiré vers le faisceau et quitte la pointe de platine sur laquelle il reposait primitivement. Mais comme précisément cette pointe sert d'intermédiaire entre la pile et les autres parties du système pour la trans-

mission du courant, cette pointe étant aban-
donnée par le trembleur, le courant cesse instantanément de circuler ; le faisceau intérieur
perd son aimantation et du même coup son
pouvoir attractif. Le trembleur abandonné à
son propre mouvement retombe alors au contact de la pointe de platine.

Le courant, de ce fait, se manifeste de nouveau dans la bobine, aimante une seconde fois
son faisceau, lequel attire immédiatement le
trembleur. Mais ce dernier interrompt de nouveau toute circulation du courant et retombe
à son point de départ, et ainsi de suite,
tant qu'un courant se manifeste dans la bobine.

C'est donc une lutte perpétuelle de ce petit
morceau de fer doux, établissant (fermant) le
circuit, ou rompant (ouvrant) le même circuit,
tant qu'une source suffisante d'électricité agit
dans le sens que nous venons d'indiquer.

Si nous avons insisté si longuement sur ces
conséquences du trembleur, c'est que ces effets

multiples ne se produisent pas sans certains petits inconvénients.

D'abord, le courant dont on dispose est toujours relativement faible : il faut donc que le trembleur soit équilibré de façon à ne présenter aucune résistance à la puissance attractive de la bobine.

Souvent le fonctionnement d'un appareil laisse à désirer par suite d'une simple modification dans les contacts : il est donc prudent de contrôler ce point.

Si l'on aperçoit sur le petit ressort de platine R qui fait corps avec le trembleur de petits points blancs, des érosions multiples, il faudrait, avec la pointe d'un couteau, les faire disparaitre. La pointe de platine mobile, elle aussi, peut présenter les mêmes inconvénients : le même remède suffit pour lui rendre toutes ses propriétés.

On voit donc en somme que toute la partie délicate de l'appareil occupe ce petit coin intéressant; il n'y a que celle-là, d'ailleurs, puisque toutes les autres parties ne subissent aucun travail, aucune modification.

Le trembleur, nous l'avons dit, ouvre et ferme le circuit. Dans les applications du courant d'induction au corps humain, le courant d'ouverture seul est utilisé, le courant de fermeture présentant un caractère presque nul. Nous avons vu précédemment que l'action de fermeture correspondait à l'attraction du trembleur par la bobine d'induction.

On peut facilement produire ce résultat en appuyant avec le doigt sur le ressort que l'on trouve derrière et au-dessus des bobines.

Le trembleur possède encore la faculté de faire varier le nombre des vibrations. Pour cela, un petit trou percé à sa partie supérieure permet l'introduction d'une ou plusieurs tiges T qui forment avec lui un véritable pendule ou un modérateur automatique de ses battements, permettant d'en diminuer le nombre dans la proportion de 80 p. 100.

Ce résultat est suffisant pour la pratique courante. Il est indispensable quand on a intérêt à ne pas user de vibrations trop multipliées, ou quand on est en présence d'une sensibilité excessive, ou enfin quand il est nécessaire de provoquer des contractions violentes, qui nécessitent un courant d'une certaine intensité.

Cette organisation du trembleur est tellement simple qu'il est à peine besoin d'insister. Toutefois, nous rappellerons que les tiges doivent former un tout rigide avec le trembleur lui-même, et pour cela elles doivent être introduites les unes dans les autres avec beaucoup de précaution. Cette précaution consiste à présenter la tige mâle dans la tige femelle et à tourner les deux tiges en sens contraire, tout en les poussant l'une vers l'autre. On doit s'y prendre de la même façon pour introduire les tiges réunies bout à bout dans le trou du trembleur. Ces diverses parties assemblées forment alors un tout parfaitement uni, obéissant à toutes les impulsions du trembleur.

Bobines. — La *bobine inductrice* B est formée de 20 mètres de fil de 7/10 de millimètre de diamètre. Ce fil est enroulé sur cette bobine en bois, qui porte à l'intérieur le faisceau aimanté. Les deux extrémités du fil vont à la pile, l'une directement, l'autre par l'intermédiaire du trembleur, dont nous avons vu plus haut le rôle, qui peut être résumé en celui d'un simple bouton de sonnerie, avec cette différence toutefois, que le bouton demande à être actionné par une force extérieure, tandis que le trembleur est amené par son propre poids ou par un ressort à son point de contact, qui est précisément la petite pointe de platine dont nous avons parlé plus haut.

Les *bobines induites* C et D sont faites d'un étui en bois sur lequel s'enroule un fil dont les extrémités viennent aboutir à deux bornes + et —, situées sur les joues qui terminent la bobine à chaque extrémité, de façon à maintenir le fil et à faciliter la manœuvre de la bobine. Ces joues sont percées d'un trou central du diamètre de l'étui, de façon à venir se fixer sur l'étui même sur lequel elles sont collées.

Ainsi constituée, cette bobine peut glisser dans toute la longueur de la bobine inductrice que nous avons décrite.

De même que le fil de la bobine inductrice s'électrise sous l'influence de l'aimantation du faisceau aimanté, de même le fil de cette bobine s'induit, s'électrise par son voisinage avec le fil électrisé de la bobine inductrice.

On conçoit facilement que plus la bobine inductrice est couverte par la bobine induite, plus le courant développé dans celle-ci est considérable. On conçoit encore que plus la bobine inductrice est découverte, moins le courant produit est intense.

Avec l'appareil de Chardin, le médecin gradue comme il le veut l'intensité, car le déplacement de la bobine mobile pouvant être aussi minime qu'on le désire, on peut augmenter l'intensité du courant ou le diminuer peu à peu et d'une façon pour ainsi dire inappréciable. Il suffit de se rappeler que plus la bobine induite est poussée loin sur la bobine inductrice, plus le courant est intense.

En résumé, cet appareil présente deux moyens de graduation : pour la bobine inductrice, le graduateur métallique doit couvrir entièrement le fil pour avoir le courant minimum ; pour les bobines induites, il faut que cette bobine laisse voir tout le fil de la bobine inductrice pour donner un minimum de courant.

Accessoires. — Les accessoires ou excitateurs se composent : 1° de deux tampons ou cylindres en charbon M ; 2° d'un pinceau ou balai métallique K ; 3° d'un excitateur olivaire K'.

Les rhéophores sont armés à chaque extrémité d'un piton qui trouve place perpendiculairement ou transversalement dans une pièce métallique de dimension convenable, placée sur l'extrémité des manches des excitateurs ou sur les bobines de l'appareil. Pour obtenir un bon contact et une adhésion parfaite, il faut introduire les pitons dans les pièces métalliques avec un petit mouvement de droite à gauche.

Les deux tampons de charbons rappellent, comme forme, ce que l'on appelait jadis le *porte-éponge*. Cette modification a été faite dans le but d'éviter à l'appareil cette masse d'eau que l'éponge entraînait fatalement et qui le détériorait rapidement.

Ce tampon, couvert de peau de chamois, ne peut entraîner qu'une petite quantité de liquide, très suffisante pour assurer la bonne circulation du courant.

Après l'application du courant, une simple pression du tampon sur un linge sec suffit pour le débarrasser de toute humidité et le met en état de reprendre, sans danger, sa place dans la boîte.

Ces tampons sont munis d'un manche en bois qui se visse dans une partie centrale métallique fixée au centre du charbon; ils se dévissent avec la plus grande facilité et peuvent remplir le même rôle sur chacun des autres excitateurs.

Le pinceau est un assemblage de fils de cuivre très fins qui s'engaînent dans un tube protecteur, à l'état de repos, afin de ne pas les détériorer, et qui, poussés au dehors par un bouton, présentent une large surface d'action.

L'excitateur olivaire permet d'atteindre un point limité, sans influencer les organes voisins.

L'application des courants d'induction aux affections de l'appareil génital féminin a amené l'apparition d'un grand nombre d'excitateurs, dont l'utilité peut être contestée, mais dont quelques-uns facilitent ou abrègent les électrisations.

Nous connaissons maintenant l'outillage électrique indispensable pour pouvoir faire de l'électrothérapie dans le cabinet; cet outillage suffit parfaitement, comme nous l'avons dit, au médecin qui ne fait pas de l'électricité une spécialité et au gynécologue qui ne voit pas dans ce mode de traitement un moyen thérapeutique exclusif, mais qui, au contraire, éclectique avant tout, sait emprunter à chaque méthode ce qu'elle a de bon et d'efficace et par suite ne considère l'électricité que comme une médication, au même titre que les pansements et les opérations chirurgicales.

Avec le matériel que nous avons décrit, on peut retirer de l'électricité tout le bénéfice qu'on est en droit d'attendre, et, hâtons-nous de le dire, ce bénéfice est souvent considérable.

Nous pouvons maintenant étudier dans quelles affections on peut recourir à l'électricité et comment, dans chaque cas particulier, il convient de l'employer, à savoir sous quelle forme et de quelle manière. Mais auparavant nous devons indiquer aussi brièvement que possible la technique de l'électrisation gynécologique.

CHAPITRE IV

TECHNIQUE DE LA FRANKLINISATION

Étant admis que, comme appareil électrostatique ou franklinien, le praticien possède une machine de Wimshurst, voyons comment il convient de procéder pour faire la franklinisation.

Il faut d'abord savoir que toute machine franklinienne réclame des soins extrêmement minutieux, sous peine de ne pas fonctionner.

Il faut également avoir soin de bien isoler le malade pour avoir une tension suffisante. Le mieux est de le placer sur une sorte de tabouret formé d'une plaque de chêne supportée par quatre pieds de verre, mesurant au moins

30 centimètres de hauteur, sans angle ni saillie. On doit, avant de faire fonctionner la machine, bien sécher les pieds de verre.

Une tige relie le condensateur à la table à pieds de verre sur laquelle on place la malade,

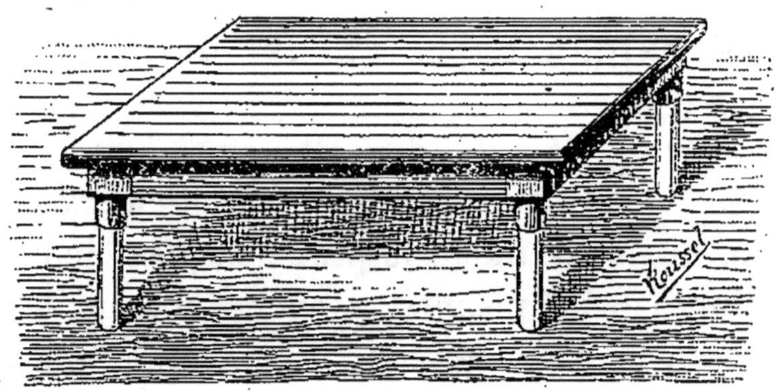

Fig. 6. — Tabouret isolant.

qui se charge ainsi d'électricité négative. Des excitateurs font jaillir l'étincelle ou le souffle aux points choisis par le médecin. Les excitateurs sont en bois ou en métal; ils sont terminés par une ou plusieurs surfaces pointues pour le souffle et l'aigrette, par une boule plus ou moins grosse en métal pour l'étincelle.

Isolés par un manche de verre, ils sont reliés au sol par une chaîne métallique.

La franklinisation convient surtout aux femmes neurasthéniques, dont l'état général est plus atteint que les organes génitaux. Ces femmes se trouvent bien de la franklinisation faite sous forme de bains électriques plus ou moins prolongés. Il faut, en raison de l'extrême sensibilité de ces malades, commencer par le bain électrique sans souffle, pour les habituer peu à peu à ce nouvel agent inconnu pour elles.

Dès qu'elles sont un peu habituées à la médication électrique, on peut faire du souffle soit avec le bâton de bois, soit avec la boule de bois, qu'on promène sur les régions plus particulièrement sensibles. On arrivera ainsi progressivement au bout de quelques séances préparatoires à l'emploi de l'étincelle avec la plus petite boule de métal.

CHAPITRE V

TECHNIQUE DE LA GALVANISATION

Le courant continu est actuellement le plus employé en gynécologie.

Nous avons décrit l'appareil qui, à notre avis, est le plus pratique; il nous reste à entrer dans quelques détails sur les électrodes.

Les électrodes voltaïques destinées à pénétrer dans la cavité utérine sont de deux sortes : en platine et en charbon.

L'hystéromètre en platine est terminé à une extrémité par une surface arrondie, comme un hystéromètre ordinaire, et de l'autre par une lance, comme un trocart, ce qui permet de faire

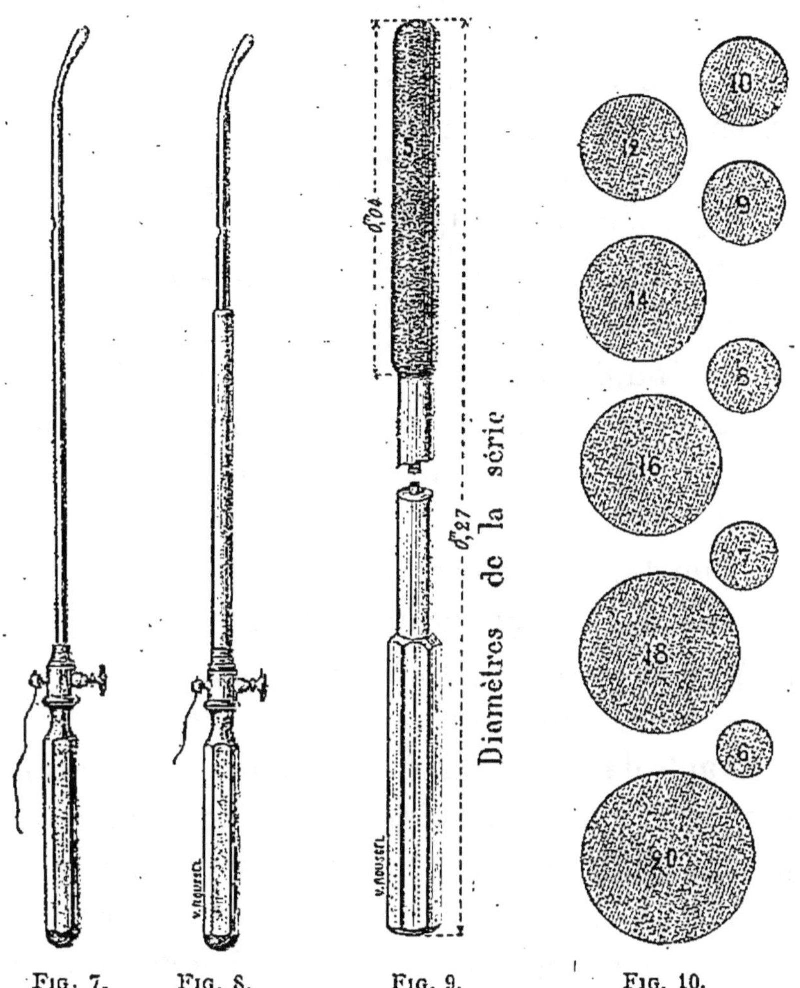

FIG. 7.   FIG. 8.   FIG. 9.   FIG. 10.

FIG. 7. — Hystéromètre en platine. — FIG. 8. Hystéromètre avec son manchon en celluloïde. — FIG. 9. Électrode en charbon. — FIG. 10. Différents diamètres des électrodes en charbon.

avec le même instrument la chimicaustie intra-utérine et la volta-puncture (fig. 7 et 8).

Cet hystéromètre en platine est muni d'un isolateur en celluloïde.

L'électrode en charbon de cornue permet de faire des cautérisations localisées de la cavité utérine ou limitées à la cavité cervicale (fig. 9). Ces électrodes en charbon présentent des diamètres variables, comme on en peut juger par la fig. 10, qui montre les sections des divers charbons que l'on peut utiliser.

Nous avons déjà vu que sur le ventre on applique des électrodes en terre glaise ou en métal recouvert de peau de chamois (fig. 11).

Avant de procéder à la chimicaustie intra-utérine, il est absolument indispensable de prendre les précautions antiseptiques les plus rigoureuses. On devra tout d'abord donner à la femme une injection vaginale abondante avec une solution de sublimé ou une solution phéniquée.

L'opérateur aura soin que ses mains soient

aussi aseptiques que possible, ainsi que les électrodes. Si l'on se sert de l'électrode en platine, elle devra être flambée; l'électrode en

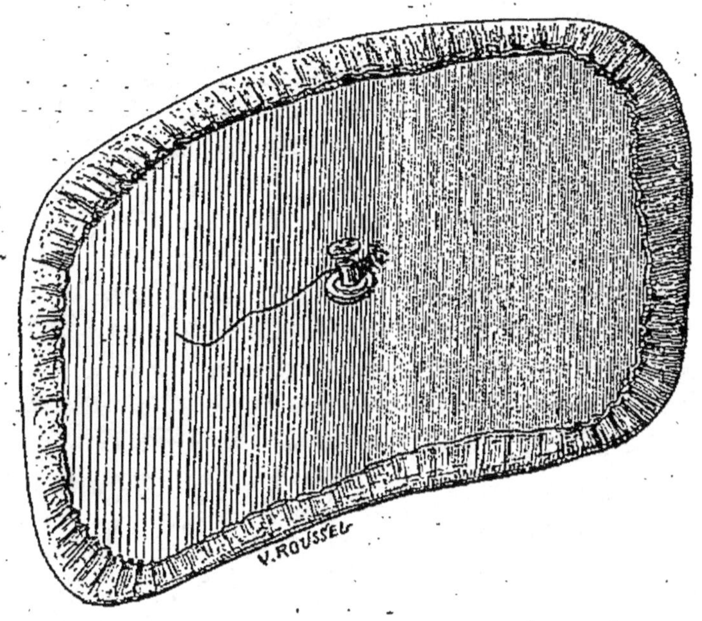

FIG. 11. — Plaque abdominale.

charbon devra être plongée dans l'eau bouillante, puis dans une solution phéniquée, d'où on ne la sortira qu'au moment de l'introduire dans l'utérus.

La femme ayant quitté son corset et desserré

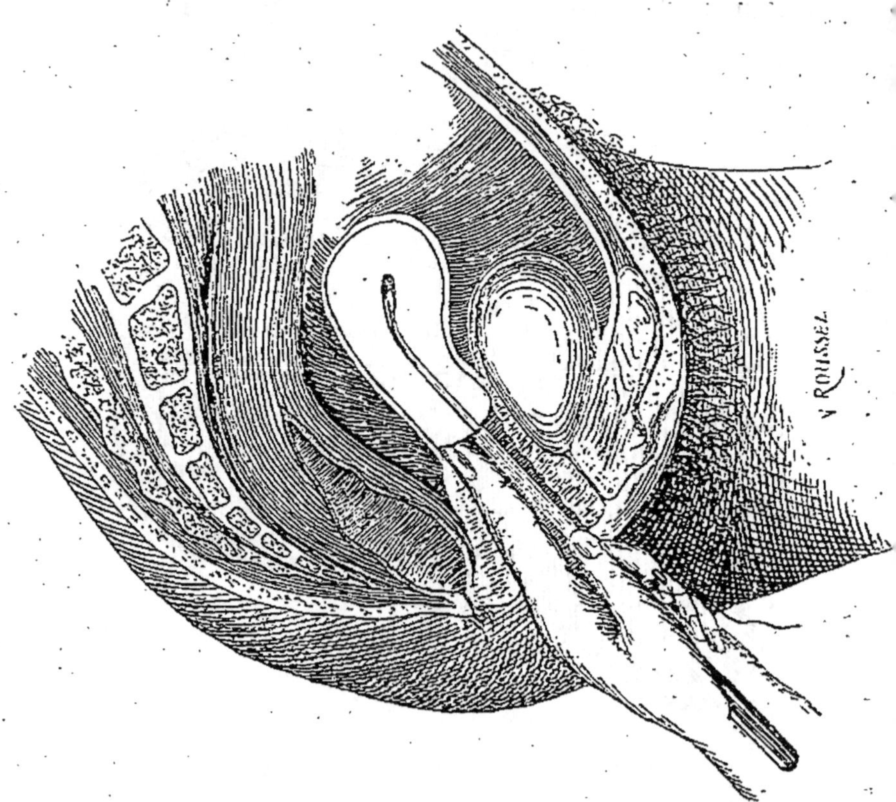

Fig. 12. — Hystéromètre en platine introduit
dans la cavité utérine.|

tous ses jupons, on met en place à même sur
la peau la plaque abdominale, sur laquelle on la

prie d'appliquer les mains en appuyant. On relie

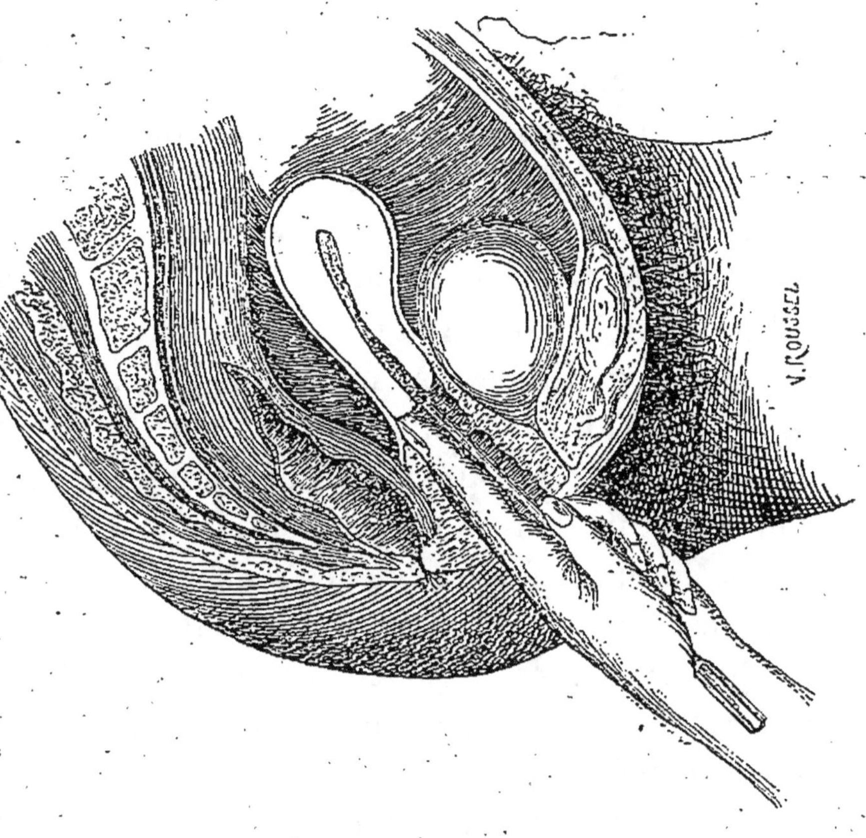

FIG. 13. — Électrode en charbon introduite
dans le canal cervical.

la plaque à l'aide d'un conducteur avec la borne

— de l'appareil, puis on se prépare à introduire l'hystéromètre dans l'utérus.

Pour cela, on peut avoir recours au spéculum ou bien au contraire s'en passer.

Si l'on n'emploie pas le spéculum, on introduit dans le vagin l'index de la main droite et on le place sur la lèvre antérieure du col, la main droite étant en pronation.

On introduit alors avec la main gauche l'hystéromètre, garni de son manchon, le long de la face palmaire de l'index droit, et on le pousse dans le canal cervical doucement, sans user de violence, puis dans la cavité utérine (fig. 12).

Souvent il est impossible de franchir l'orifice interne, surtout si l'on se sert d'une électrode en charbon. On essaiera alors de pousser cette électrode en lui imprimant de petits mouvements de torsion.

Si l'on n'y arrive pas, le charbon sera laissé dans la cavité cervicale (fig. 13).

Une fois l'hystéromètre introduit dans l'utérus, on fixe à son manche le fil conducteur qui d'autre part est fixé à la borne + de l'appareil.

Tout est ainsi prêt et l'on peut commencer à fonctionner. Saisissant la manette du collecteur, on la fait manœuvrer lentement, couple par couple. On voit alors l'aiguille du galvanomètre quitter le zéro et se mettre en marche, indiquant l'intensité du courant.

Il faut avant tout que la malade ne souffre pas de l'application électrique qu'on lui fait. Aussi est-il bon pour la première séance de ne pas dépasser 30 à 40 milliampères et de ne pas prolonger l'application plus de cinq minutes. Aux séances suivantes, on peut monter un peu plus haut, pour atteindre bientôt 100 milliampères ; mais il ne faut pas oublier que, quoi qu'il arrive, c'est la sensibilité de la femme qui doit avant tout être consultée ; c'est le meilleur critérium pour le médecin, et, dès qu'elle accuse une douleur trop intense, il faut diminuer le courant.

Chaque séance ne doit pas dépasser 10 minutes en général.

Quand on veut cesser l'électrisation, il faut,

avant d'enlever l'hystéromètre et la plaque ab-dominale, avoir bien soin de ramener la ma-nette au zéro en diminuant petit à petit l'intensité du courant. Une fois la manette au zéro, c'est-à-dire une fois le courant interrompu, on retire l'électrode de la cavité utérine ou de la cavité cervicale, suivant que l'hystéromètre aura pénétré dans l'une ou l'autre.

La plaque abdominale est elle-même ôtée, et la séance est ainsi terminée.

Certaines malades particulièrement nerveuses et impressionnables sont un peu ébranlées par ces applications électriques, surtout les premiè-res fois, et il est bon de les laisser reposer quel-que temps sur la chaise-longue avant qu'elles sortent du cabinet. Mais la plupart du temps cette précaution n'est pas utile, et la malade peut, aussitôt la séance finie, se rhabiller et sortir. Mais il faut lui recommander de ne pas se fatiguer et même de garder chez elle autant que possible le repos.

CHAPITRE VI

TECHNIQUE DE LA FARADISATION

Il n'est pas besoin de dire que pour la faradisation il est indispensable de prendre les mêmes précautions antiseptiques que pour la galvanisation. On commencera donc par faire un lavage aussi complet que possible du vagin avec une solution antiseptique, après s'être soigneusement désinfecté les mains; les instruments auront été trempés dans l'eau bouillante, puis dans une solution phéniquée.

La faradisation peut être vaginale ou utérine, selon les cas.

Les excitateurs faradiques sont donc de deux sortes : les uns vaginaux, les autres utérins,

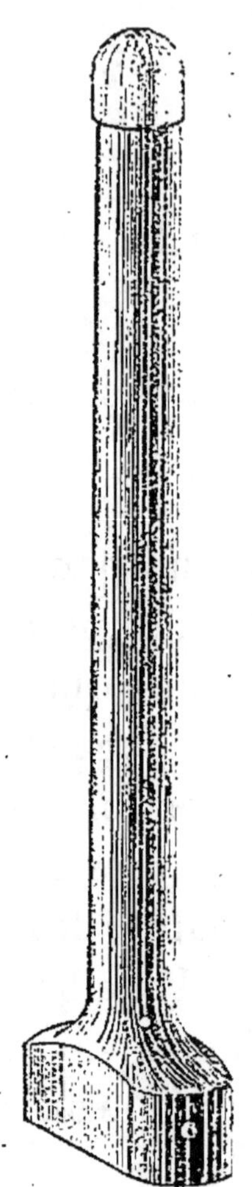

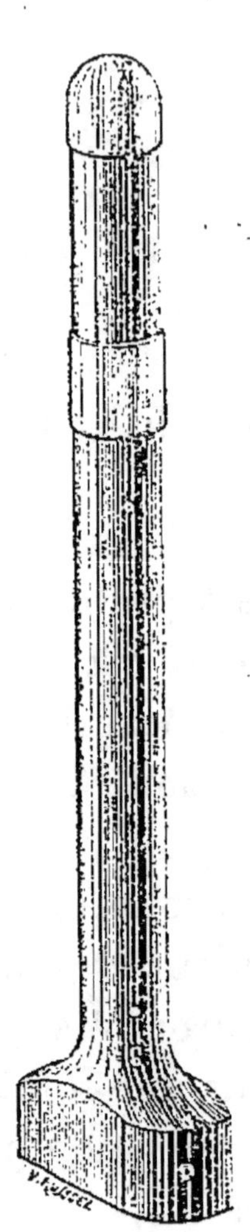

FIG. 14. — Excitateur
vaginal unipolaire.

FIG. 15. — Excitateur
vaginal bipolaire.

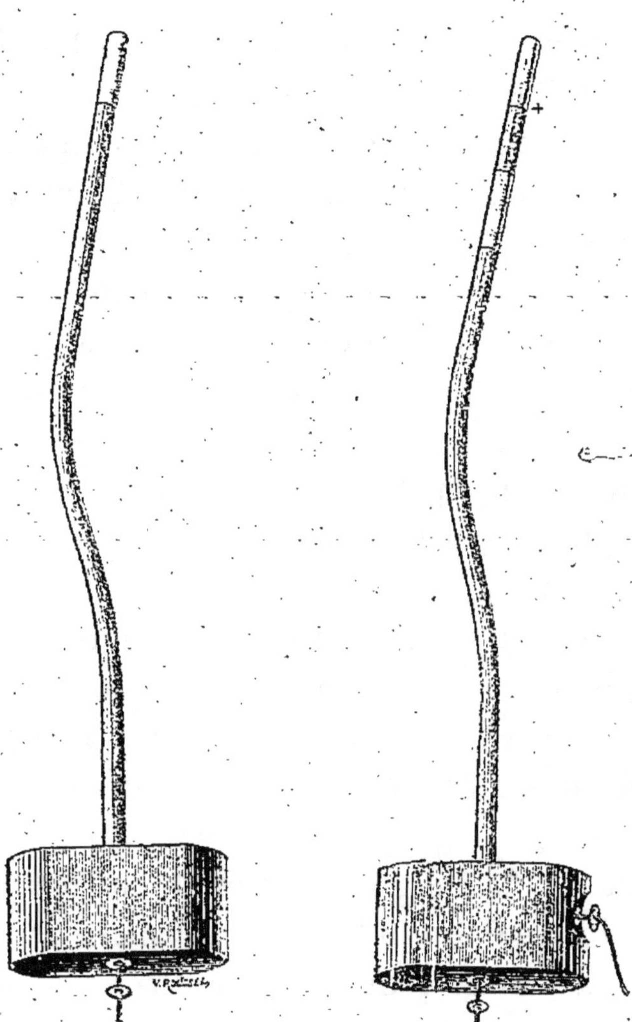

FIG. 16. — Excitateur
utérin unipolaire.

FIG. 17. — Excitateur
utérin bipolaire.

selon qu'on veut faradiser le vagin ou l'utérus.

Les excitateurs vaginaux sont le plus souvent bipolaires, bien qu'il existe aussi des électrodes vaginales unipolaires ; les excitateurs utérins sont unipolaires ou bipolaires. Lorsqu'on se sert de l'excitateur utérin unipolaire, il faut bien entendu appliquer sur le ventre une plaque qui ferme le circuit. Avec l'électrode utérine bipolaire, on supprime le pôle cutané et on introduit les deux pôles dans l'utérus.

Chaque sorte d'excitateur offre plusieurs grosseurs différentes.

Pour pratiquer la faradisation vaginale, l'électrode vaginale bipolaire est introduite doucement dans le vagin et appuyée sur le point où l'on veut faire prédominer l'action électrique (fig. 18).

Pour la faradisation utérine, on introduit dans le vagin l'index de la main gauche jusqu'au contact du col, puis de la main droite on pousse, en se guidant sur le doigt vaginal, l'électrode jusqu'à ce qu'elle pénètre dans la cavité cervicale ou dans la cavité uté-

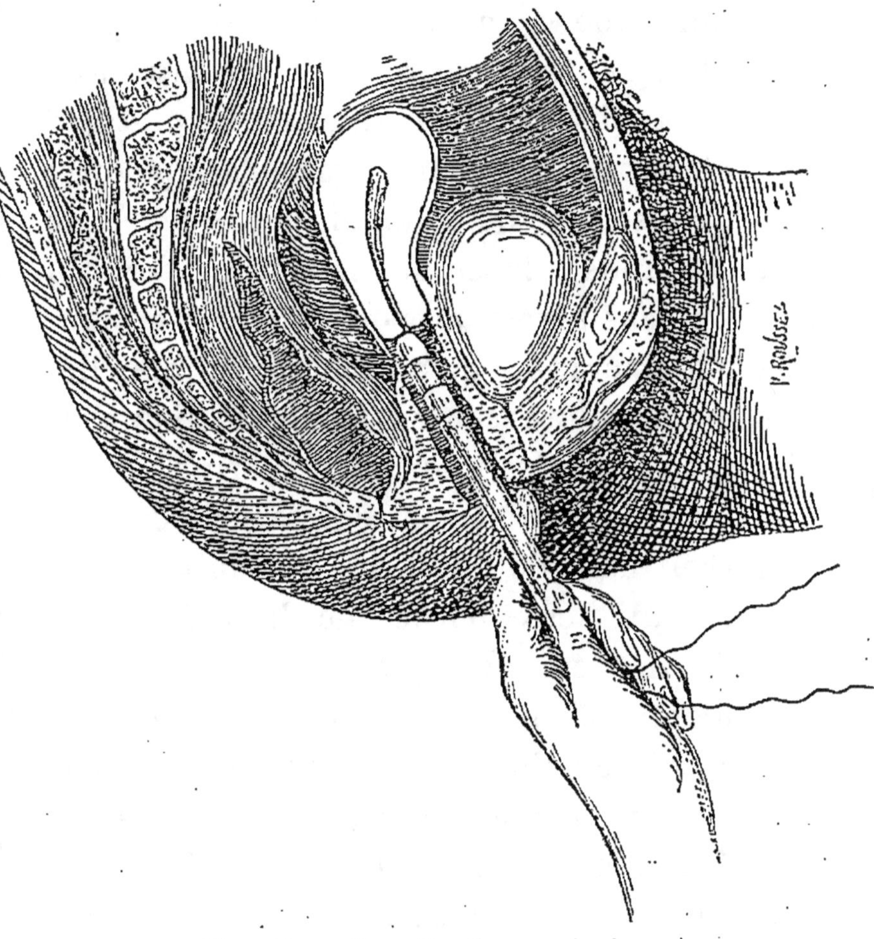

Fig. 18. — Faradisation vaginale.

rine, si on juge utile d'aller jusque-là (fig. 19).

Il y a donc deux opérations distinctes de faradisation : une vaginale et une utérine ou pour mieux dire une extra-utérine et une intra-utérine. La faradisation extra-utérine se pratique avec l'électrode unipolaire ou avec la bipolaire. Quand on se sert de l'unipolaire, il faut une autre électrode placée sur le ventre, dans la vessie ou dans le rectum, pour fermer le circuit. C'est une opération qu'on fait exceptionnellement; on a plutôt recours à la faradisation avec l'électrode bipolaire vaginale et utérine.

Une fois l'électrode introduite soit dans le vagin, soit dans l'utérus, on la réunit à l'aide des fils aux deux bornes de la bobine induite. Le zinc est alors introduit dans le trou du liquide, et l'appareil fonctionne. On gradue les secousses à volonté en laissant le trembleur libre ou bien en y adaptant, comme nous l'avons déjà dit plus haut, une ou deux tiges.

Si l'on emploie le courant de tension (bobine induite au fil fin et long), il faut aller peu à peu de la tension la plus faible à la plus forte

par l'engainement progressif de la bobine.
Avec le courant de quantité, on arrivera rare-

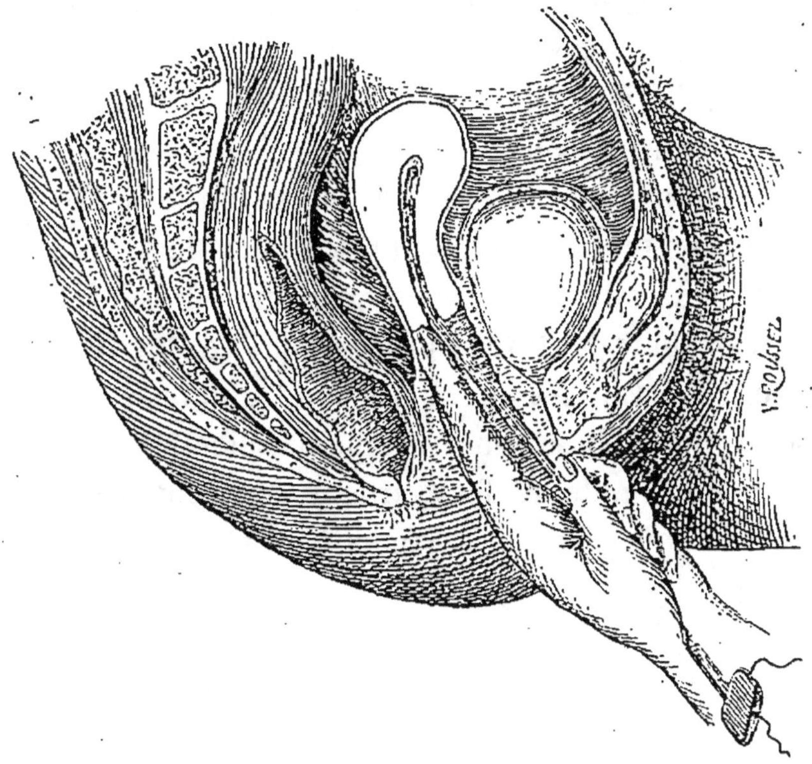

Fig. 19. — Faradisation utérine.

ment au maximum de la tension, parce que cette
application est plus douloureuse que l'autre.

Une fois la séance terminée, il suffit, pour arrêter le courant, de sortir le zinc du liquide et de le replacer dans le compartiment étanche de la pile. On peut alors retirer l'électrode.

La malade peut immédiatement marcher sans aucun inconvénient.

Nous savons maintenant comme on doit procéder pour faire une application électrique, quelle qu'elle soit; nous pouvons aborder la partie thérapeutique proprement dite. Nous allons étudier les affections gynécologiques qui sont justiciables du traitement électrique et voir quel mode d'électricité il convient d'employer dans chaque cas particulier.

DEUXIÈME PARTIE

INDICATIONS THÉRAPEUTIQUES

Les gynécologues électrothérapeutes ont la prétention de guérir par l'électricité toutes les affections des organes génitaux de la femme, et ils n'hésitent pas à l'appliquer à tous les cas de la pratique.

C'est être trop exclusif, et les recherches et les essais prolongés que nous avons faits à cet égard nous ont conduit à cette conclusion : c'est que dans certaines affections gynécologiques, telles que les fibrômes utérins, la dysménorrée, la névralgie utérine, la névralgie ovarienne et même certaines formes de salpingo-ovarites, l'on peut obtenir de l'emploi de l'électricité des résultats excellents. Mais malheureusement il est bien des cas où cet agent ne donne que des améliorations passagères et même où les effets obtenus sont bien douteux..

Nous rangeons donc les affections génitales en deux groupes : celles où l'électricité ne donne pas toujours des résultats certains et celles où elle fournit de bons résultats.

PREMIER GROUPE

AFFECTIONS GÉNITALES
OU L'ÉLECTRICITÉ EST UTILE,
SANS DONNER CONSTAMMENT DES RÉSULTATS
HEUREUX

CHAPITRE PREMIER

AFFECTIONS DE LA VULVE ET DU VAGIN

A. — Hypertrophie vulvaire.

On calmera les douleurs au moyen des courants faradiques de tension, c'est-à-dire avec la bobine induite au fil fin et long, et avec l'électrode bipolaire en charbon, promenée sur les points douloureux. Les séances dureront de cinq à vingt-cinq minutes, jusqu'à ce que les douleurs soient calmées ou atténuées; elles devront être répétées tous les jours.

Dès qu'on pourra, on emploiera le courant continu qui est plus actif; on placera une électrode sur la muqueuse et une autre sur la peau, avec interposition d'amadou imbibé d'eau. On se servira d'électrodes larges en charbon de cornue offrant une forme oblongue. Il ne faudra pas dépasser 10 milliampères; les séances seront longues : un quart d'heure, vingt minutes, une demi-heure.

On pourra combiner la faradisation avec la galvanisation; on peut espérer, quand la tumeur est douloureuse, apporter une amélioration dans la douleur et la gêne qu'elle occasionne.

B. — Tumeur variqueuse de la vulve.

Par la volta-poncture positive, on fait coaguler le sang, ce qui réduit le volume de la tumeur et active la résorption.

On enfonce dans la partie de la peau la

moins amincie la pointe d'un trocart filiforme, ou bien une ou deux aiguilles, selon la grosseur de la tumeur; on relie ces aiguilles au pôle positif; le pôle négatif pourra être appliqué sur le ventre ou la cuisse. Un courant de 20 à 25 milliampères suffit pendant cinq minutes.

C. — Végétations vulvaires.

Si la végétation est assez grosse, on place deux aiguilles à sa base; si elle est très petite, on peut mettre une seule aiguille à sa base et appliquer le pôle neutre à la périphérie (électrode large en charbon recouverte de peau de chamois et d'amadou mouillé); on fait passer un courant de 10 à 25 milliampères, trois minutes en moyenne, et on voit dans la même séance la végétation tomber.

D. — Esthiomène de la vulve.

Dans la forme ulcéreuse, on se servira de la chimicaustie et dans la forme hypertrophique de la volta-puncture, et pour mieux dire on combinera souvent les deux méthodes l'une avec l'autre.

E. — Tumeurs érectiles de la vulve.

Quand la tumeur forme une saillie au dehors, il est préférable de l'entourer à sa base d'une série d'aiguilles positives et négatives séparées entre elles d'un espace de 8 millimètres au moins et 1 centimètre au plus, de façon que la première aiguille positive soit située à 8 millimètres de la deuxième négative et ainsi de suite. On reliera toutes les électrodes positives au pôle positif au moyen d'une électrode multifurquée et toutes les négatives à une autre semblable. Le courant employé sera d'une intensité comprise entre 20 et 30 milliampères. La tumeur tombera en une seule séance.

F. — Polypes de l'urèthre.

On découvre avec les doigts de la main gauche l'orifice de l'urèthre, en écartant les lèvres; on introduit une électrode en charbon appropriée au calibre du canal et d'une profondeur suffisante pour dépasser la base d'implantation du polype; on applique le pôle positif.

L'intensité doit être de 30 à 70 milliampères, pendant cinq minutes. Une seule séance suffit généralement pour faire détacher le polype. En tout cas, on doit attendre au moins une dizaine de jours avant d'en faire une seconde.

Il faut ensuite cautériser la muqueuse de l'urèthre, qui est toujours malade. On devra faire encore deux ou trois cautérisations espacées tous les quinze jours au moins, négatives, faibles, de 30 à 40 milliampères, de la muqueuse uréthrale avec une électrode en charbon de 5 centimètres, enfoncée dans le canal.

G. — Anesthésies vulvaire et vaginale.

Il faut avoir recours aux courants induits et plutôt à ceux de tension qu'à ceux de quantité. Des séances de 10 à 25 minutes de durée sont nécessaires, en recommençant tous les jours, sauf pendant les intervalles inter-menstruels.

CHAPITRE II

AFFECTIONS DE L'UTÉRUS

A. — Hyperesthésie utérine.

Il est des utérus particulièrement sensibles auxquels on ne peut toucher sans provoquer immédiatement chez la femme une douleur des plus vives, presque insupportable; c'est ce qu'on a appelé des *utérus irritables*. Cette particularité se rencontre chez des femmes dont l'utérus est sain ou au contraire malade. Dans un cas comme dans l'autre, il y a en général grand profit à tirer du courant électrique.

Ici encore c'est le courant faradique que l'on doit employer. On utilisera le courant de tension, c'est-à-dire qu'on se servira de la bobine au fil fin et long et d'une électrode utérine bipolaire. Cette électrode sera introduite dans la cavité cervicale, après désinfection préalable de l'instrument et du vagin bien entendu. Lors des premières séances, on se contentera de laisser l'électrode dans la cavité cervicale et la durée de l'application ne dépassera pas cinq minutes, puis peu à peu on augmentera cette durée jusqu'à quinze ou vingt minutes et enfin on franchira l'orifice interne pour introduire l'électrode dans la cavité utérine proprement dite.

B. — Sténose du canal cervical.

A notre avis, on obtiendra rarement un résultat sérieux et surtout durable avec l'électricité dans le cas de rétrécissement du canal cervical. Le meilleur mode de traitement selon nous consiste en pareil cas à pratiquer la dilatation progressive du canal à l'aide de laminaires de plus en plus grosses ; et pour empêcher le retour des choses en l'état primitif, ce qui se produit le plus souvent quand on se contente de la simple dilatation, on aura soin de placer une tige de Lefour.

Mais si la malade se refuse à cette thérapeutique, la seule rationnelle et vraiment efficace, on pourra essayer le traitement électrique. Il consiste dans la chimicaustie négative intra-utérine avec l'hystéromètre en platine.

Après avoir placé sur le ventre de la malade la plaque abdominale, on introduit aussi loin qu'on le peut dans le canal cervical l'hystéro-mètre en platine, muni de son manchon isolant, puis on réunit cet hystéromètre au pôle négatif et on fait passer le courant. Il faut aller assez lentement et ne pas dépasser tout d'abord 25 à 30 milliampères ; si l'on peut, on augmentera peu à peu l'intensité pour atteindre 50 milliampères et même plus. Quelquefois on est assez heureux pour arriver au bout de la troisième à quatrième séance à faire pénétrer l'hystéromètre dans la cavité utérine. On continuera, une fois ce résultat obtenu, pendant quelque temps pour s'efforcer de maintenir la perméabilité du canal utérin.

C. — Subinvolution utérine.

Apostoli distingue deux cas dans le traitement de la subinvolution utérine : ou cette dernière n'est pas d'origine infectieuse et est due à un défaut de tonicité, à de l'engorgement, ou elle est nettement infectieuse. Dans le premier cas, il cherche à exercer sur l'utérus une action mécanique, dans le second au contraire une action chimique antiseptique.

Nous allons exposer successivement les deux modes de traitement applicables suivant le cas.

a. *Subinvolution non infectieuse.*

On introduit l'électrode bipolaire jusqu'au fond de l'utérus et on emploie exclusivement le courant de quantité, c'est-à-dire la bobine à fil gros et court, et on tâche d'atteindre peu à peu l'intensité maxima, en allant avec précaution dans l'engainement de la bobine induite. Les séances doivent être courtes et ne pas dépasser cinq minutes, avec 30 à 50 interruptions par minute seulement. Les séances doivent avoir lieu tous les jours.

b. *Subinvolution infectieuse.*

L'antisepsie sera ici aussi rigoureuse que possible. On se servira de l'hystéromètre en platine ou de l'électrode en charbon; on emploiera le pôle positif, qui est le pôle décongestionnant, et on ne dépassera pas au début 20 milliampères; on s'efforcera d'atteindre par la suite 100 milliampères.

Chaque séance durera de cinq à dix minutes et sera suivie d'un lavage antiseptique prolongé et au besoin d'un tamponnement vaginal à la gaze iodoformée.

D. — Métrite aiguë.

Pour calmer la douleur, on commencera par la faradisation; puis on aura recours à la chimicaustie intra-utérine, une fois ce premier résultat obtenu.

Si l'utérus est trop douloureux, on fera d'abord de la faradisation vaginale, puis, dès que la chose sera possible, on introduira l'électrode utérine bipolaire.

Au début, avec l'électrode vaginale bipolaire amenée au contact du col, on fera de la faradisation avec le courant de tension, en atteignant autant que possible le maximum et en prolongeant chaque séance jusqu'à 20 et 30 minutes. On recommencera tous les jours jusqu'à ce qu'on puisse introduire l'électrode utérine bipolaire, et on emploiera encore ici le courant de tension.

Dès que la douleur sera calmée, on appliquera le courant voltaïque comme nous l'indiquons au paragraphe suivant.

E. — Métrite parenchymateuse et Endométrite.

Après une antisepsie rigoureuse, on applique sur le ventre de la malade la plaque abdominale, puis on introduit l'hystéromètre en platine dans l'utérus sans violence. Il faut autant que possible pénétrer jusqu'au fond de la cavité utérine ; mais, si l'on ne peut y arriver d'emblée on laisse l'hystéromètre dans la cavité cervicale, et, après l'application d'un courant de faible intensité contre l'obstacle, on arrive le plus souvent à franchir l'orifice interne.

S'il s'agit d'une endométrite, on se servira avec plus d'avantage de l'hystéromètre en charbon de Brivois ; ce dernier hystéromètre doit être introduit par un mouvement de torsion, toujours dans le même sens et non pas par un mouvement direct.

On commencera par une intensité assez faible et on ne dépassera pas 30 milliampères ; puis ultérieurement on atteindra 100 à 150 milliampères. Au début la durée de l'application sera de cinq minutes, et petit à petit on ira jusqu'à dix minutes.

Les séances doivent avoir lieu deux fois par semaine, sauf s'il s'agit d'une endométrite hémorragique où il est nécessaire souvent de répéter les séances tous les jours.

Quel pôle convient-il d'employer? On sait que le pôle positif est décongestionnant et hémostatique, tandis que le négatif est au contraire congestionnant. Dans les endométrites (fongueuses ou hémorragiques), on utilisera le pôle positif. Dans la métrite parenchymateuse, au contraire, on aura recours au pôle négatif, sauf dans les formes congestives, où c'est le pôle positif qui doit être employé.

F. — Déviations utérines.

Nous serons très bref sur ce chapitre, car l'électricité ne saurait véritablement donner aucun résultat positif.

Qu'il s'agisse d'un abaissement utérin simple, d'une déviation en avant ou d'une déviation en arrière, c'est la faradisation qu'il est d'usage d'employer. Cette faradisation sera, selon les cas, ou exclusivement utérine, ou vaginale, ou abdomino-vaginale, ou sacro-utérine, ou recto-utérine, etc. On préférera le courant de quantité avec intermittences rares.

CHAPITRE III

A. — Ovarite aiguë.

Dans les cas simples, c'est-à-dire quand on a affaire à une ovarite sans aucune complication du côté des trompes, on pourra essayer une chimicaustie positive avec une intensité de 25 à 50 milliampères. Bien entendu l'antisepsie la plus rigoureuse s'impose en pareil cas, ainsi que le repos consécutif à l'application électrique.

B. — Kystes de l'ovaire.

Cette affection, que la chirurgie peut si bien

guérir, n'est en rien justiciable du traitement par l'électricité.

C. — Salpingite.

Nous n'avons en vue ici que les cas où la trompe est seule malade et où il n'existe pas de périmétrite, ce qui est rare.

On commencera par la faradisation pour calmer l'élément douloureux. Si les douleurs sont extrêmement vives, on fera de la faradisation vaginale ; si elles sont supportables, on commencera de suite par la faradisation utérine.

La faradisation vaginale sera faite avec l'électrode vaginale bipolaire ; on emploiera le courant de tension, c'est-à-dire la bobine à fil fin et long, et on aura soin de ne pas faire souffrir la patiente par un courant trop fort.

La durée de chaque séance devra être assez longue, quelquefois de vingt minutes, et les séances seront répétées tous les jours. Pour la faradisation utérine, on se servira de l'électrode utérine bipolaire, qu'on introduira jusqu'au fond de la cavité utérine. On utilisera le courant de tension et on tâchera d'arriver au maximum le plus rapidement possible.

Les séances dureront dix à quinze minutes et seront répétées tous les jours.

Dès que les douleurs seront calmées, on commencera la chimicaustie intra-utérine avec l'électrode en platine. On se servira du pôle positif, et l'intensité sera faible et ne dépassera pas 50 milliampères; les séances dureront dix minutes autant que possible et seront renouvelées deux fois par semaine.

DEUXIÈME GROUPE

AFFECTIONS GÉNITALES OU L'ÉLECTRICITÉ
EST COMMUNÉMENT EMPLOYÉE
ET DONNE DE BONS RÉSULTATS

CHAPITRE PREMIER

AFFECTIONS DU VAGIN

Vaginisme.

Le vaginisme, comme l'a dit notre maître M. le docteur Auvard, signifie : porte physiologiquement close au coït. Le vagin, qui ne permet pas l'introduction du pénis, se refuse également à laisser pénétrer le doigt qui veut pratiquer le toucher.

Le vaginisme a deux éléments :

L'hyperesthésie ;

La contracture.

Ces deux éléments peuvent exister séparément ou bien être réunis, ce qui fait trois variétés de vaginisme :

Le vaginisme hyperesthésique ;

Le vaginisme contractural ;

Le vaginisme contracturo-hyperesthésique.

Dans le *vaginisme hyperesthésique*, tous les tissus de la vulve et de l'orifice vaginal présentent une sensibilité telle que la pénétration du doigt ou de la verge est impossible par suite des souffrances vives que la femme éprouve au moindre contact.

L'hyperesthésie n'est pas toujours généralisée à toute la vulve : elle peut être localisée à certaines parties, notamment aux caroncules hyménéales ; parfois même une seule de ces caroncules est hyperesthésique.

Le *vaginisme contractural* se présente sous deux aspects différents : tantôt ce sont les

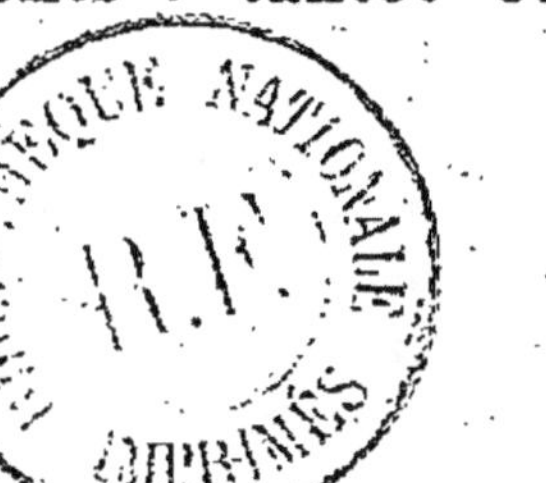

constricteurs de la vulve qui se contractent, empêchant absolument l'intromission du pénis; tantôt c'est le releveur de l'anus qui, par sa contracture au milieu du coït, empêche la désunion sexuelle. Dans certains cas, ces muscles se contractent simultanément.

La contracture du constricteur de la vulve donne lieu au *vaginisme inférieur*, celui du releveur de l'anus au *vaginisme supérieur*, et celle des deux muscles simultanément, au *vaginisme complet*.

Le *vaginisme contracturo-hyperesthésique* a pour base un réflexe dont le point de départ est l'hyperesthésie vulvaire et la résultante la contracture du constricteur de la vulve et du releveur de l'anus.

Dans ces différents cas, l'électricité donne de bons résultats; c'est toujours à la faradisation qu'il faut avoir recours. On doit employer le courant de tension, en faisant usage de l'électrode vaginale bipolaire d'Apostoli. L'électrode sera successivement portée sur tous les points du vagin, et on aura soin d'insister plus particulièrement sur les fourchettes, où l'on exercera avec l'électrode une certaine pression.

S'il s'agit d'une hyperesthésie localisée à une ou plusieurs caroncules, c'est en ce point que l'électrode devra être placée. En un mot, avant de recourir à la faradisation, il est indispensable par un examen attentif et méthodique, de bien déterminer les zônes douloureuses, pour porter sur elles l'action du courant.

Les séances doivent avoir une certaine durée ; il est souvent nécessaire de les prolonger pendant une demi-heure. Il faut avoir soin de prévenir la malade que, se trouvant en présence d'une affection particulièrement rebelle, elle doit s'armer de patience et mettre une certaine persévérance dans son traitement. Ce n'est en effet souvent qu'au bout de huit à dix séances que l'on commence à obtenir un résultat appréciable. Dans certains cas, il est vrai, on est assez heureux pour voir après la

première application une amélioration sensible et même parfois une cessation complète
du spasme; il n'en faut pas moins continuer
la faradisation pour obtenir un résultat durable
et définitif.

CHAPITRE II

AFFECTIONS DE L'UTÉRUS

A. — Aménorrée.

L'aménorrée est une des affections qui se trouvent le plus améliorées par le traitement électrique. Il faut ici mettre en œuvre un traitement général et un traitement local.

Le traitement général, le seul applicable chez les jeunes filles, c'est la franklinisation; elle consistera en fortes étincelles que l'on tirera de la région lombaire et du bas-ventre.

Localement, on emploira la faradisation, en introduisant dans l'utérus l'électrode utérine bipolaire; on utilisera le courant de quantité en s'efforçant d'atteindre aussi rapidement que possible le maximum d'intensité. Les séances devront durer de cinq à dix minutes et être répétées au moins tous les deux jours.

Si la faradisation utérine n'est pas possible, on se contentera de la faradisation vaginale, jusqu'à ce qu'on puisse arriver à faire pénétrer dans l'utérus l'électrode utérine bipolaire.

B. — Dysménorrée.

De même que pour l'aménorrée, il faut ici mettre en œuvre un traitement général et un traitement local.

Le traitement général consistera en bains électriques, et l'électricité franklinienne est ici particulièrement indiquée. L'on tirera péndant vingt à trente minutes des étincelles de la région lombaire et tout le long de la colonne vertébrale.

Localement, on fera de la faradisation utérine ou vaginale; on emploiera la bobine à gros fil, et chaque séance durera dix minutes environ.

La faradisation sera de préférence employée pendant la semaine qui précède l'époque menstruelle. Elle sera donc temporaire, et son action momentanée sera complétée par la chimicaustie intra-utérine.

Pour pratiquer cette dernière, on suivra les règles que nous avons déjà maintes fois données. On introduira dans l'utérus l'électrode en platine, et on aura soin de se servir dans ce cas du pôle négatif, qui est le pôle congestionnant. L'intensité du courant atteindra, si la malade peut le supporter, 80 à 100 milliampères, et chaque séance devra durer cinq minutes au plus.

C. — Tumeurs fibreuses de l'utérus.

C'est dans le traitement des fibrômes utérins que l'on obtient par l'électricité les plus beaux résultats. La plupart des chirurgiens sont encore opposés à cette manière de voir et ne paraissent pas disposés à admettre que l'on puisse retirer de l'électricité, en face d'un fibrôme, un profit quelconque. Cela n'est pourtant pas douteux et mérite de retenir l'attention, car, lorsqu'on songe à la gravité de la plupart des opérations que la chirurgie tente contre les fibrômes et au peu de succès qu'elle obtient souvent, on ne doit pas méconnaître les services que peut rendre un traitement aussi peu dangereux que l'électricité.

Nous n'avons pas la prétention, pas plus d'ailleurs que tous les spécialistes en électrothérapie, d'obtenir par l'emploi de l'électricité la disparition, ni même la diminution des fibrômes.

L'électricité n'a pas ce pouvoir; mais la plupart du temps, pour ne pas dire toujours, on est assez heureux pour voir diminuer, puis cesser complètement les douleurs souvent si vives dues aux fibrômes; de plus on arrive à atténuer et à faire disparaître totalement les hémorragies dont ils sont la source.

Or les douleurs et les hémorragies constituent les deux phénomènes essentiels des tumeurs fibreuses de l'utérus; on sait en effet qu'il existe trois catégories de fibrômes : les fibrômes indifférents, c'est-à-dire ceux dont la malade ne ressent pas la présence; les fibrômes hémorragiques, et les fibrômes douloureux.

Contre les premiers, il n'y a pas de traitement à instituer, puisqu'ils sont bien supportés et qu'ils ne nuisent en rien à la santé de la femme qui en est atteinte. Contre les deux autres catégories, l'électricité peut beaucoup, attendu, comme nous l'avons déjà dit, que les symptômes *douleur* et *hémorragie* sont très heureusement combattus par cet agent inoffensif.

C'est Apostoli qui a tracé la technique du traitement électrique des fibrômes, et c'est sa méthode que nous allons exposer ici. Nous ne craindrons pas d'entrer dans les détails les plus minutieux, car elle demande à être appliquée très consciencieusement, sous peine ou de ne pas réussir ou d'être nuisible.

En présence d'un fibrôme utérin, on doit faire une chimicaustie intra-utérine.

Pourtant chez certaines femmes très nerveuses ou supportant mal l'électricité, il faut, avant de faire la chimicaustie, commencer par une ou deux faradisations avec la bobine à fil fin. Cette faradisation préliminaire, qui n'a pour but que de préparer le traitement curatif, doit être intra-utérine.

Après avoir pris toutes les précautions antiseptiques les plus rigoureuses, on introduit l'électrode bipolaire dans la cavité utérine; on la relie à l'appareil, puis on fait passer le courant et on s'efforce d'atteindre dès la première séance la tension maxima. L'application devra durer dix à quinze minutes.

Si la faradisation utérine était impossible à faire, on se contenterait de la faradisation vaginale.

Arrivons maintenant au traitement proprement dit.

La malade devra desserrer tous ses cordons

de taille, dégrafer ses jupons et retirer son corset. On la place alors sur le fauteuil à spéculum, puis on lui donne une injection avec une solution antiseptique. Ceci fait, on pose sur son ventre la plaque en amadou et on se prépare à mettre en place l'hystéromètre.

Ce dernier aura été désinfecté avec soin et devra être dans un état d'asepsie aussi complet que possible.

L'hystéromètre sera autant que possible introduit dans la cavité utérine, et dans ce cas on se servira de l'hystéromètre en platine muni de son manchon en celluloïde.

Si l'orifice interne ne permet pas la pénétration dans la cavité utérine, on se contentera alors d'introduire l'hystéromètre dans la cavité cervicale, et on se servira de l'hystéromètre au charbon.

Mais il faut au moins pénétrer dans la cavité cervicale, car c'est la condition essentielle pour que le traitement réussisse.

Pour mettre l'hystéromètre en place, il est

préférable de ne pas se servir du spéculum, qui gêne plus qu'il n'aide.

L'index de la main droite est introduit dans le vagin et poussé jusqu'au col, la main étant en pronation ; de la main gauche, on saisit l'hystéromètre et on pousse ce dernier le long de l'index droit comme guide. On franchit alors l'orifice cervical et on pousse lentement l'hystéromètre jusqu'à ce qu'on sente une résistance, qu'on se gardera bien d'essayer de vaincre.

L'hystéromètre étant placé, on fixe les deux rhéophores, l'un à la plaque abdominale, l'autre à la tige de l'hystéromètre. Comme nous l'avons déjà dit, c'est le pôle positif qui doit être placé dans l'utérus. (Voir fig. 12 et 13.)

On recommandera à la malade de poser les mains à plat sur la plaque et d'exercer sur elle une certaine pression, pour que cette dernière soit bien appliquée par toute sa surface sur la peau du ventre.

Les choses étant ainsi en état, on peut faire passer le courant. On ira très lentement pour commencer, et on fera avancer progressivement la manette du collecteur, couple par couple.

La première séance devra être assez courte, et ne durer que quatre à cinq minutes seulement.

On ne dépassera pas 25 à 30 milliampères, pour habituer peu à peu la malade à ce traitement nouveau pour elle; il est important de ne jamais la faire souffrir.

Si la malade tolère bien l'électricité, on pourra arriver dans les séances suivantes à 80, 100 et même 150 milliampères. C'est surtout dans les cas de fibrômes hémorragiques qu'il est utile d'atteindre une aussi haute intensité, et cela surtout si l'hémorragie est abondante et ne paraît pas devoir cesser facilement.

Il faudra aussi prolonger les séances ultérieures jusqu'à dix minutes environ, mais il n'est jamais nécessaire de les faire durer un temps plus long.

Une fois la séance terminée, on ramène petit à petit la manette au zéro, on retire l'hystéromètre de l'utérus ainsi que la plaque abdominale et on fait un pansement antiseptique du vagin; nous avons l'habitude de projeter de la poudre de salol sur le col et dans le fond du vagin et de mettre un tampon d'ouate hydrophile au sublimé.

Autant que possible, la malade ne doit pas marcher après la séance ; il est même bon qu'elle se repose en restant allongée sur une chaise longue. Ce sont là malheureusement des conditions assez difficiles à réaliser quand l'opération a eu lieu dans le cabinet; et d'ailleurs nous devons dire que jamais nous n'avons observé d'accidents chez nos malades, qui s'en allaient, même à-pied, après la séance de galvanisation.

Bien entendu, tout rapport sexuel doit être absolument interdit, et à ce point de vue le tampon que nous introduisons dans le vagin joue un rôle protecteur, car il assure le repos des organes génitaux, absolument indispensable pour le succès du traitement.

La malade devra garder ce tampon vingt-quatre heures, et, en le retirant, prendre, ainsi que les jours suivants, une injection avec une solution phéniquée.

Nous avons dit plus haut, en parlant du pôle à employer, que c'était toujours le pôle positif que nous placions dans l'utérus. C'est en effet, comme on le sait, le pôle décongestionnant; il convient donc à ce titre et comme hémostatique dans les formes hémorragiques des fibrômes.

Bien des électrothérapeutes appliquent dans certains cas le pôle négatif, en particulier dans tous les fibrômes où l'hémorragie n'est pas un symptôme dominant. Nous ne voyons à cette manière de faire aucun avantage, et, dans les fibrômes douloureux, nous avons toujours retiré un effet bien plus marqué avec le pôle positif qu'avec le pôle négatif. Donc nous ne ferons aucune distinction ; et nous disons qu'en face d'un fibrôme utérin, c'est toujours le pôle positif qui doit être introduit dans la cavité de l'utérus.

Nous venons de voir de quelle manière il convient de faire l'électrisation des fibrômes. Nous ajouterons qu'il est urgent, pour obtenir de cette méthode les résultats qu'on est en droit d'en attendre, de répéter les séances au moins deux fois par semaine, et même trois fois si c'est possible, c'est-à-dire tous les deux jours. On interrompra le traitement au moment des règles, sauf toutefois lorsqu'on a à faire à un fibrôme hémorragique, car dans ce cas, malgré l'écoulement de sang, on devra électriser la malade; on est en effet souvent assez heureux pour obtenir assez rapidement la cessation de l'hémorragie.

Le traitement électrique des fibrômes est toujours un traitement long, il faut avoir bien soin d'en prévenir les malades pour qu'elles ne se découragent pas; il est souvent nécessaire de continuer les séances deux ou trois mois et même quelquefois plus. Il est vrai que quelques malades se trouvent vite très améliorées, mais c'est l'exception, et dans l'immense majorité des cas il faut un certain nombre de séances pour obtenir un résultat sérieux et durable. Ce résultat, nous le rappelons encore une fois, ne consiste pas malheureusement dans la disparition, ni même dans une diminution de volume très sensible du fibrôme; mais calmer les douleurs des malades et faire cesser les hémorragies constitue un résultat déjà très appréciable.

D. — Névralgie utérine.

Contre la névralgie utérine c'est aux courants continus qu'il faut encore avoir recours. On introduira dans la cavité cervicale l'électrode en charbon, à laquelle on adaptera le pôle positif; le pôle négatif sera mis en communication avec la plaque abdominale.

On commencera par une intensité relativement faible, et la première fois on ne dépassera pas 25 à 30 milliampères, et cela pendant cinq minutes seulement; on devra arriver peu à peu à 80, 100 milliampères et même davantage.

Les séances devront être renouvelées tous les deux à trois jours environ.

E. — Congestion utérine.

Dans tous les cas où il existe de la congestion utérine, chaque fois qu'il existe des troubles congestifs, avec les douleurs banales lombaires ou sus-pubiennes, avec cette viciation des sécrétions naturelles que présentent certaines femmes, principalement à l'époque du retour d'âge, dans tous les cas d'engorgement utérin en un mot, la faradisation rend des services.

C'est, bien entendu, à la faradisation utérine bipolaire qu'il faut avoir recours; si pour une raison quelconque, elle ne peut être utilisée, on se contentera de la faradisation vaginale.

Dans ces cas, l'électricité aidée d'un traitement général approprié combattra très efficacement les troubles qu'éprouvent les malades atteintes de cette affection.

CHAPITRE III

A. — Névralgie ovarienne.

Par névralgie ovarienne, nous entendons parler de ces douleurs souvent si vives que les femmes ressentent au niveau des ovaires, sans que ceux-ci soient le siège de lésions sensibles.

L'électricité donne fréquemment de brillants résultats contre cette affection ; le traitement qui lui est applicable consiste dans l'emploi presque exclusif du courant faradique de tension.

On introduit dans l'utérus l'électrode utérine bipolaire, après avoir pris, bien entendu, toutesles précautions antiseptiques voulues. On utilise, comme nous venons de le dire, le courant de tension, et on doit avoir soin d'aller progressivement et très lentement dans l'augmentation d'intensité.

Il est en effet indispensable de ne pas faire souffrir la malade, et à ce point de vue il est impossible de donner des indications précises, car telle malade supportera une intensité beaucoup plus forte que telle autre. Toutefois, il faut arriver aussi vite que possible à la tension maxima.

Chaque séance devra durer dix minutes. Certaines malades supportent admirablement cette faradisation et semblent même ne rien sentir avec le courant de tension, même avec l'intensité maxima. Dans ce cas, on remplacera le courant de tension par le courant de quantité, c'est-à-dire qu'on changera la bobine, en remplaçant la bobine à fil fin par celle à gros fil.

Immédiatement la scène change, et la malade supporte à peine une intensité très faible. Ce

courant de quantité ne doit être-appliqué que
pendant une minute au plus.

Les séances auront lieu tous les jours pour
commencer; puis peu à peu on les espacera, et
on arrivera à ne les renouveler que deux fois
par semaine.

Si la faradisation utérine était impossible, on
se contenterait de faire la faradisation vaginale..
On introduirait alors dans le vagin l'électrode
vaginale bipolaire, que l'on pousserait jusqu'au
contact du col; on l'y maintiendrait en ayant
soin que son extrémité appuie sur une des pa-
rois du vagin afin d'assurer la fermeture du
courant.

B. — Salpingo-ovarite.

Dans tous les cas d'inflammation ancienne
des annexes, on obtiendra souvent un bon ré-
rultat de la chimicaustie intra-utérine.

Ici encore, bien entendu, on devra faire une
antisepsie rigoureuse. On introduira dans l'u-

térus l'électrode en charbon ou celle en platine, suivant les cas, en la faisant communiquer avec le pôle positif, le négatif aboutissant à la plaque abdominale.

On devra avoir soin de débuter par une faible intensité. La première séance durera cinq minutes au plus, et l'on ne dépassera pas 25 à 30 milliampères.

Ultérieurement, on atteindra 80 et même 100 milliampères, et on prolongera chaque séance dix minutes environ. On les renouvellera au moins deux fois par semaine.

CHAPITRE IV

Un des symptômes qu'accusent presque toutes les malades qui viennent consulter le gynécologue est la douleur lombaire. Elles se plai-
gnent principalement de *souffrir des reins*. C'est
aussi un des phénomènes les plus difficiles à
combattre, et souvent toutes les autres douleurs
ont disparu, l'écoulement leucorréique a cessé,
que les malades accusent toujours cette douleur
bien localisée à la région lombaire, qui est si
continue et si pénible.

Nous nous sommes presque toujours bien
trouvé en pareil cas de la faradisation employée d'une façon particulière, de ce que nous

appellerons la *faradisation lombo-abdominale*.

Pour faire cette faradisation, nous faisons coucher la malade sur la chaise-longue, après lui avoir fait retirer son corset et desserré tous ses cordons de robe et de jupons. Nous appliquons

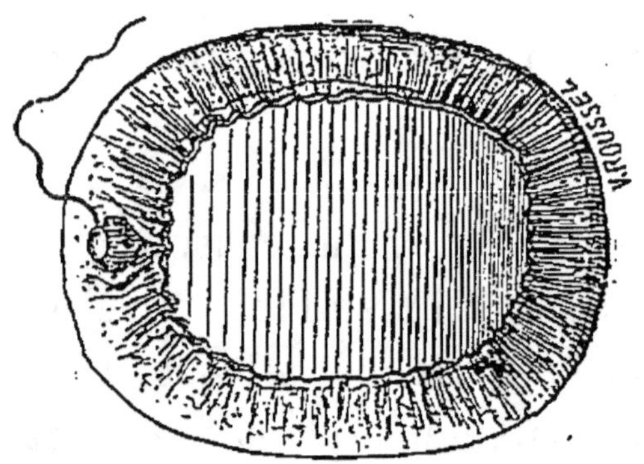

Fig. 20. — Plaque lombaire.

sur le ventre la plaque abdominale en peau, et sur la région lombaire une petite plaque analogue mais de moindres dimensions, telle que la représente la fig. 20.

Nous adaptons indifféremment le pôle positif à l'une ou l'autre de ces plaques; supposons que ce soit à la plaque abdominale : nous appliquerons alors le pôle négatif à la plaque lombaire.

Puis nous mettons l'appareil en marche en avançant peu à peu la bobine. Sous cette forme, la malade peut en général supporter des intensités assez élevées, pourvu toutefois que le nombre des interruptions ne soit pas trop considérable ; on règlera le trembleur en conséquence. Pour la première application, on ne cherchera pas à atteindre une intensité très élevée.

On aura soin de noter, à la fin de la séance, en quel point de la bobine fixe est placée la bobine mobile, de façon à dépasser autant que possible ce point dans les séances ultérieures et à augmenter progressivement l'intensité du courant.

Chaque séance doit durer dix minutes, et il est bon de faire cette faradisation tous les deux jours ; il n'est d'ailleurs pas nécessaire d'interrompre le traitement pendant les périodes menstruelles.

CHAPITRE V

D'après tout ce qui précède, on peut voir que le médecin possède dans l'électricité, soit qu'il utilise les courants galvaniques, soit qu'il fasse usage des courants faradiques, un agent précieux, puisque dans un grand nombre de cas il peut en retirer un profit très considérable, surtout en ce qui concerne l'inflammation utérine et surtout péri-utérine, en un mot contre l'élément *douleur*.

Depuis peu, un traitement nouveau, encore très récent, mais qui a déjà fait ses preuves, a surgi, qui paraît destiné à occuper en gynécologie une place prépondérante : nous voulons parler du traitement électrique par le courant alternatif sinusoïdal. Nous allons exposer aussi brièvement que possible en quoi consiste ce nouveau traitement, qui, sans remplacer en gynécologie les courants galvanique ou faradique, leur sert, suivant l'expression d'Apostoli, d'auxiliaire actif, en les complétant ou en les suppléant.

C'est en 1892 que M. le professeur d'Arsonval, après de nombreuses recherches sur « la caractéristique d'excitation » du courant électrique en général, arriva à recueillir un courant alternatif sinusoïdal. Pour cela, il avait fait construire par M. Gaiffe un commutateur rotatif introduisant les éléments de la batterie un à un dans le circuit pendant son premier quart de tour, les retirant un à un pendant le second quart, en partant par exemple du pôle positif. Quand le commutateur avait fait un demi-tour, il renversait les pôles de la pile, introduisant de nouveau les éléments un à un dans le circuit, mais par le pôle négatif, pendant le troisième quart de tour, et les retirant un à un pendant le quatrième quart.

Il obtenait ainsi, en faisant exécuter au commutateur un tour complet, un courant régulièrement croissant et décroissant.

Un tel courant tient le milieu à peu près entre le courant galvanique continu et le courant faradique intermittent.

C'est un courant alternatif sinusoïdal tout en restant continu, c'est-à-dire qu'il ne présente aucune interruption sur aucun point de son trajet.

Ce nouveau courant est obtenu à l'aide d'un appareil que M. d'Arsonval a perfectionné peu à peu. C'est une machine de Gramme modifiée dans le but d'obtenir des courants alternatifs sinusoïdaux, et de pouvoir les doser, pour ainsi dire, à chaque moment de leur emploi. Voici, d'ailleurs, comment M. d'Arsonval, le décrit :

« Soit C, C' un anneau Gramme portant, d'un côté de l'axe, le collecteur ordinaire avec ses balais B, B' et de l'autre côté deux bagues métalliques isolées K, K', communiquant respectivement avec chaque moitié de l'anneau par deux prises

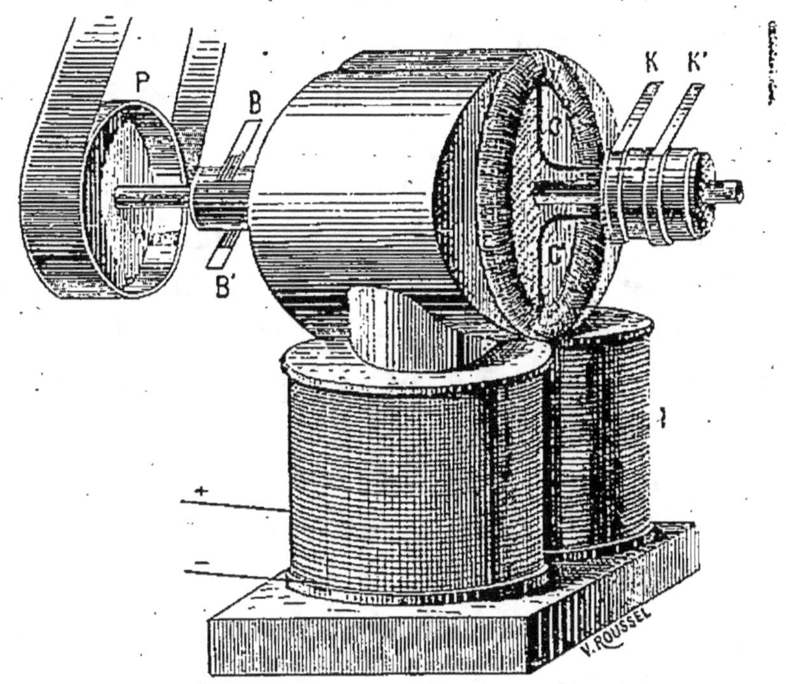

Fig. 21. — Appareil de d'Arsonval pour obtenir le courant alternatif sinusoïdal.

de courant situées sur l'induit à 180 degrés. L'anneau tourne dans un champ magnétique créé par un courant indépendant, traversant l'inducteur i par les fils marqués $+$ et $-$. Si l'on met l'anneau en mouvement par une force mécanique extérieure, on recueillera aux balais B, B' un courant continu, et aux frotteurs K, K' un courant alternatif à variations sinusoïdales.

« En plaçant sur l'axe de la machine un indicateur de vitesse, on connaît à chaque instant la fréquence du courant. Quant à la force électromotrice, elle est donnée tout aussi simplement et d'une manière continue par un voltmètre ordinaire à courant continu, relié aux deux balais B, B'.

« On fait varier la fréquence en changeant la vitesse de rotation, et la force électro-motrice en modifiant le champ magnétique créé par l'électro.

« Dans le modèle construit sur mes indications par M. Gaiffe, l'inducteur est constitué par un aimant permanent qu'on approche plus ou moins des épanouissements polaires pour modifier le champ. Le voltmètre donne aussitôt la valeur de l'ordonnée maxima, et l'indicateur de vitesse, la fréquence. Les deux éléments de la sinusoïde sont donc connus à chaque instant, et l'opérateur leur donne la valeur qu'il désire. Je ferai remarquer qu'en amenant un courant continu provenant d'une pile aux balais B, B', on recueillera en K, K' un courant sinusoïdal. En mettant B, B' en communication avec un réseau à 110 volts continus, et en intercalant un rhéostat convenable, on recueillera en K, K' des courants sinusoïdaux dont le voltage pourra varier de 110 à 120 volts, par exemple, et avoir ainsi une installation très simple. »

Voyons maintenant comment ce nouveau courant peut être appliqué à la gynécologie.

Un pôle sous la forme d'hystéromètre est placé dans l'utérus, et le circuit est fermé par une plaque que l'on met sur le ventre. C'est donc, comme on le voit, la même manière de procéder que celle que nous avons exposée plus haut.

Chaque séance doit durer de cinq à dix minutes, et il est bon de les renouveler tous les deux jours.

C'est surtout contre l'élément douleur que le courant alternatif réussit bien ; il amène une sédation rapide des phénomènes douloureux, et cela, que la douleur soit sous la dépendance d'une métrite parenchymenteuse ou soit due à une affection des annexes.

On sait combien il est difficile de traiter médicalement l'ovaro-salpingite : aussi nous insistons sur l'amélioration très notable qu'on obtient dans ce cas du traitement électrique, en particulier à l'aide du courant sinusoïdal.

Nous semblons donc tenir en ce courant un agent précieux pour les cas si nombreux en gynécologie, où le phénomène « douleur » est celui pour lequel les malades viennent consulter; il présente une innocuité absolue, il est admirablement toléré par toutes les malades, qui éprouvent presque immédiatement après la séance un soulagement des plus notables. C'est donc une acquisition des plus sérieuses pour la

gynécologie conservatrice, celle de l'avenir,
lorsque la fureur opératoire moderne aura fait
place à la réaction inévitable qui suit les en-
gouements du début.

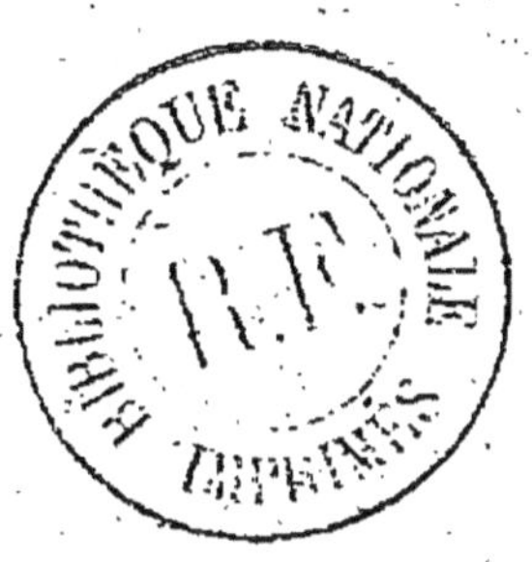

TABLE ALPHABÉTIQUE

DES MATIÈRES

I

M

N

O

P

R

S

T

U

V

TABLE ANALYTIQUE

DES MATIÈRES

PARTIE THÉORIQUE

PARTIE PRATIQUE

PREMIER GROUPE

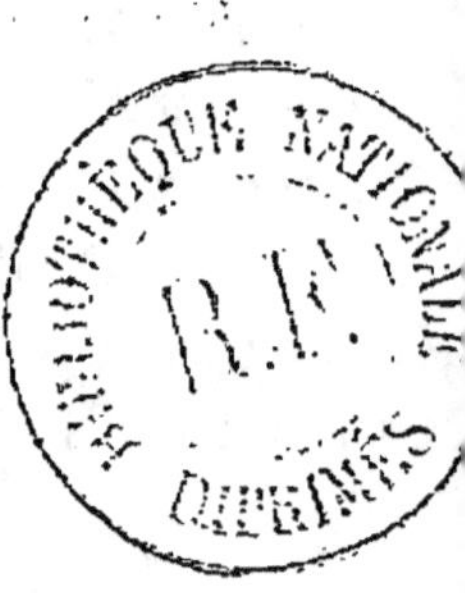

www.ingramcontent.com/pod-product-compliance
Lightning Source LLC
LaVergne TN
LVHW012005180726
843502LV00005B/1549